主编 张兆飞 潘海涛 胡 杨

眼科学
YANKEXUE

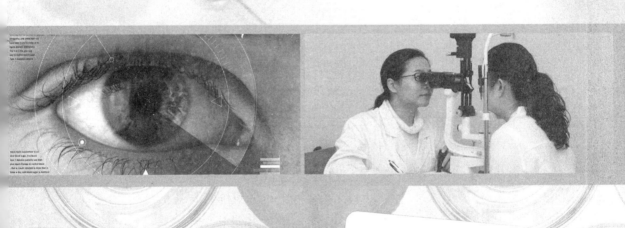

江西·南昌

江西科学技术出版社

图书在版编目（CIP）数据

眼科学/张兆飞, 潘海涛, 胡杨主编. -南昌：
江西科学技术出版社, 2019.8（2023.7重印）
　ISBN 978-7-5390-6886-2
　Ⅰ.①眼… Ⅱ.①张… ②潘… ③胡… Ⅲ.①眼科学
Ⅳ.①R77
　中国版本图书馆CIP数据核字（2019）第149273号

国际互联网（Internet）地址：
http://www.jxkjcbs.com
选题序号：**KX2019061**
图书代码：**B19124-102**

眼科学　　　　　　　　　　　　　张兆飞　　潘海涛　　胡杨　　主编

出版发行	江西科学技术出版社
社址	南昌市蓼洲街2号附1号
	邮编：330009　电话：（0791）86623491　86639342（传真）
印刷	永清县晔盛亚胶印有限公司
经销	各地新华书店
开本	787 mm×1092 mm　1/16
字数	133千字
印张	7.75
版次	2019年8月第1版　2023年7月第2次印刷
书号	ISBN 978-7-5390-6886-2
定价	42.00元

前 言

　　眼科学是研究人类视觉器官疾病的发生、发展及其防治的专门学科,有很强的专业特点,但又与其他临床学科和基础医学学科有着广泛的联系。眼科学研究范围包括眼的生理、生化、药理、病理、免疫、遗传以及眼的各种特殊检查和眼显微手术技术。

　　视觉是人类最为重要的感觉,通过视觉系统获得了外界80%～90%的信息。眼科学是研究视觉器官疾病的发生、表现、诊断、治疗和预防的医学学科。眼科学与基础科学关系紧密,基础科学与相关学科的快速发展推动了眼科学的发展。对眼科疾病的认识已从细胞水平上升到分子水平,先进技术的运用提高了眼科疾病的诊断和治疗水平。眼科学是当代医学领域发展最快最活跃的学科之一。

　　希望本书能够有助于医院眼科医师的工作和学习。

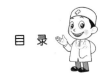

目　录

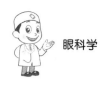

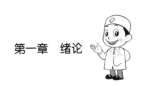

第一章　绪论

第一节　眼科学在医学中的地位

　　眼为视觉器官。人类感知外界环境各种信息,绝大部分是通过眼的视觉功能来完成的,故眼为人体的一个重要的感觉器官。眼科学是研究眼的生理、病理和眼病的临床表现、诊断、辨证、治疗与预防的专门学科。它的任务是防治眼病,维护人体视觉器官的健康。

　　眼居头面局部。由于它的位置、结构和功能特殊,眼科诊断、治疗具有本学科的特点。同时,眼又是整体不可分割的一个部分,通过经络与全身保持着密切的联系。眼部疾病的发生发展和体内脏腑经络的功能正常与否,相互影响、相互关联。因此,眼科的基本理论是建立在基本理论的基础之上的,而且与内科、外科等临床学科密切相关。所以,眼科学是临床学科中不可缺少的一个重要组成部分。千百年来,眼科学在每一个时期的成长和进步也是对医学学术与技术的丰富和发展。

第二节　眼科学发展简史

　　眼科学,是我国宝贵文化遗产的一部分,是我国人民几千年来在与疾病做斗争的过程中,逐渐形成和发展起来的一门临床学科。它的形成和发展,是与社会的发展以及整个医学的发展息息相关的。虽然它的发展历史是连贯的,但从发展状况与学术特

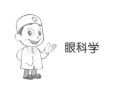

点来看,大体又可以划分为五个阶段,即萌芽时期、奠基时期、独立发展时期、兴盛时期、衰落与复兴时期等。

一、萌芽时期(上古—南北朝)

眼科的萌芽时期远在上古,经历了我国历史上商、周、秦、汉诸代。这一时期,我们的祖先通过一段漫长而原始的、一症一药、对症治疗眼疾的年代之后,开始向着探索眼的解剖结构、生理病理,乃至辨证论治的方向进步。自从有文字出现以后,有关眼病的医药知识逐渐有了记载。不过,最初多散见于各种书籍文献之中。以后,随着《黄帝内经》《神农本草经》《伤寒杂病论》等医药专书的出现,有关眼与眼病的知识,在医药书籍中开始有了比较集中的记载和论述。

如早在殷墟出土的甲骨文中,就有关于"目""疾目"等记载。至春秋时期,《诗经》和《书经》等又有目盲的记载,并根据其症状不同,分别采用"瞽""蒙""瞍"等词加以区分。先秦时代的《山海经》中,记载了100余种药物,其中已有7种可以防治眼病。又据《史记·扁鹊列传》所载,战国时期的名医扁鹊到周都洛阳时,就曾大量医治老年人的耳、眼疾病,因而扁鹊可算是我国最早从事五官科的医生了。成书于战国时期的《黄帝内经》,对眼的解剖生理,眼病的病因病机、临床症候、针刺疗法等已有初步的论述。所载眼部病名有目赤,目痛、目眦疡、目下肿、目不明、目盲、视歧等30余种。后世中医眼科学中关于眼与脏腑经络的关系、五轮八廓学说、眼病的脏腑辨证等许多基本理论,就是在《内经》的基础上发展起来的。

大约编著于秦汉时期的《神农本草经》,收载药物365味,其中眼科用药已达70余种,可用于治疗胞睑、两眦、白睛、黑睛、瞳神等部疾病,以及一些全身病的眼部证候。而且不少药物至今仍为眼科所常用。

东汉末年,张仲景著《伤寒杂病论》。该书在阐述全身性疾病时,涉及目赤、目黯、目不识人等20余种眼部病症。但是仲景从整体观念出发,参合全身脉症,辨证论治,为后世治疗眼病结合全身证候辨证论治的方法奠定了基础。

综上所述,从商周至秦汉的漫长年代里,我们的祖先对防治眼病的医药知识不断增加和积累,并开始从实践上升为理论,载入医药书籍,这是一个很大的进步。不过,眼科尚无比较系统的理论,也无收载和论述眼病的专书。所以说,当时的眼科尚处于萌芽时期。

二、奠基时期(隋朝—唐朝)

隋唐时期,我国社会经济、文化空前繁荣,医学发展很快,成绩显著,眼科学也迅速成长。这一时期,在许多全书、方书中已有集中记载眼科病因证治的文献,主要的如《诸病源候论》《千金要方》《外台秘要》等。而且有了比较著名的眼科专书,如《龙树眼论》《刘皓眼论准的歌》等。

隋代,巢元方等著《诸病源候论》,该书在目病诸候一卷内,集中收载三十八候,包括眼睑、两眦、白睛、黑睛、瞳神等部疾病。此外,对于突眼、近视以及一些与全身性疾病相关的眼病也有了记载,而且对症状描述和病源探讨都比前人前进了一步,唐代,孙思邈著《千金要方》,在七窍病一卷首列目病,首次明确地提出了生食五辛、夜读细书等容易引起眼病的 19 种因素,以及预防眼病的若干注意事项,还首次记述了老人目昏。在眼病的治疗方面,记载了神曲丸等 81 首内服及外用的药方,并第一次提出了食用牛、羊等动物肝脏的明目作用。此外,还介绍了熏洗、外敷、钩,割等眼病外治法和针灸、按摩疗法。所以,该书对后世眼科发展颇具影响。

王焘著《外台秘要》,在眼疾一卷中引印度《天竺经论眼》。在眼的解剖方面指出:眼乃轻膜裹水,外膜白睛重数有三,黑睛水膜止有一重,不可轻触:眼之黑白分明,肝管无滞,外托三光,内因神识,故有所见。在论述病源方面提出:绿翳青盲(相当于青光眼)之类眼病"皆从内肝管缺,眼孔不通所致"的独到见解。而且指出,该病初发即须速治,病成则不复可疗。在眼病论治方面,谓治脑流青盲眼(相当于白内障)"宜用金篦决,一针之后豁若开云而见白日"。这是中医古籍有关金针拨内障的最早记载。该书具有较好的参考价值。

《龙树眼论》是我国第一部有影响的眼科专书。可惜原书早已失传,仅有日本人辑录于朝鲜《医方类聚》的辑本。该书大体可分为总论与各论两部分。总论所述病因病机与《诸病源候论》相似,多主风热;各论所述眼病有 30 节。书中的眼部解剖名词比以前的文献丰富,如眼睑、眼皮等皆属首见;所涉及的眼部病,已增至 60 余种。治疗方面,不仅重视药物,还记载有多种手术疗法,如首次提出对胬肉攀睛使用割烙法和对"睑皮里有核(即胞生痰核)"施行手术治疗,而且对"开内障用针法"的叙述也较前人详细。

《刘皓眼论准的歌》是晚唐时期著成的另一部眼科专书,又称《刘皓眼论审的歌》(《宋史》)。全书为诗歌体裁,便于记颂。现存《秘传眼科龙木论》中《龙木总论》之"审的歌",即来自该书。书中所载的"五轮歌"及将 72 种眼部病证按内、外障分类的方法,对以后的中医眼科影响深远。

此外,唐武宗时(公元九世纪中叶)已能配制假眼。据《太平御览》记载:"唐崔嘏失一目,以珠代之。"《吴越备史》又载:"唐立武选,以击球较其能否。置铁钩于球杖以

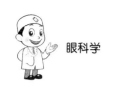

相击。周宝尝与此选,为铁钩摘一目,晴失……敕赐木晴以代之。"由此可知,世界上装置假眼实以我国为早。

唐代从事医疗保健和医学教育的太医署,分科较细。五官病从此正式从内、外科划分出来,自立为"耳目口齿科",也就是我国早期的五官科。这为下一步眼科分化为专科打下了基础。

综上所述,隋唐时期,由于眼科理论与临床治疗的发展,尤其是晚唐出现《龙树眼论》之后,对眼的解剖、生理等基础理论的认识较前深入、系统,对相当多的眼病在诊断与内治、外治及手术等方面已经具有一定的水平,这些都为中医眼科进一步发展为独立的专科奠定了基础,故称奠基时期。

三、独立发展时期(宋朝—元朝)

由宋至金元时代,社会经济和科学文化都有较大的发展。当时大规模地编辑整理医书,大部分眼科文献都保存于方书与全书之中。如《太平圣惠方》《圣济总录》《世医得效方》等皆有专论眼科的篇章,眼科专著《秘传眼科龙木论》《银海精微》等也成书于这一时期。

宋初编成的《太平圣惠方》100卷中,眼科两卷总结了宋以前的眼科成就,并有所发展。将所收载的500多首处方按主治证候分类,而且对每类证候的病因病机都做了扼要的阐述。眼科五轮学说在该书首次见到运用,并以"眼通五脏,气贯五轮"强调了眼与整体的密切关系。书中除对内治和外治的大量记载外,对金针拨障等手术的介绍也比较详细。

此后一百多年,又有《圣济总录》,全书200多卷,有论有方。眼科部分在《太平圣惠方》的基础上加以扩充,写成12卷,包括眼病58门,手术2门,记载眼病用方750多首,内容较为丰富。至于眼科用药,见于宋代著名官方药书《重修政和经史证类备用本草》者,就有180多种,其中还吸收了一些外来药物,如没药、龙脑香等。

元代危亦林编《世医得效方》,其中眼科一卷,首先重点阐述了五轮八廓学说,其次分别叙述眼科72证的证治,内容简明扼要而实用。

由宋元医家辑成的《秘传眼科龙木论》,是一本著名的眼科专书。全书分10卷,卷1~6主要载列眼科"七十二证方论",每证方论以下附有"审的歌";卷7为诸家秘要名方;卷8为针灸经;卷9~10为诸方辩论药性。书中主要内容是按内、外障分类记叙72种眼病的病因、症状和治疗,并介绍了古代金针拨内障以及钩、割、镰、洗等手术方法,对后世很有影响。正文10卷之后,另附有《葆光道人眼科龙木集》,其主要部分

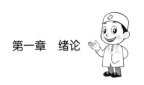

是"眼科七十二问",具体内容与前面"七十二证方论"并不相同。此外,它在"五轮"之后,首次较详细地述及眼科"八廓",虽然八廓不如五轮学说有影响,但是仍有一定的参考意义。

《银海精微》为宋以后的人托名孙思邈撰成的眼科专书。该书首先叙述了五轮八廓学说和眼科辨证的一些基本理论,接着列叙了80余种眼病的病因、症状和治疗,并附有眼病简图。此外,还初步介绍了按五轮检查眼病的顺序和方法。此书辨析证情比较明白,内治的不少方药也比较精简实用,外治还采用了点、洗、剐、烙、夹等法,对金针拨障(开金针)的手术方法描述尤详。

金元时代,医学流派主要以刘完素、张从正、李杲、朱震亨四大家为代表。刘完素强调火热为病的学说。在眼科方面,他认为眼目赤肿翳膜皆属于热,主张降心火,滋肾水,用药偏重寒凉。张从正继承刘氏主火之说,并有所发展。在眼科方面,他认为目不因火则不病,能治火者一句可了,治病主张以驱邪为主,善用攻下法。李杲提倡内伤学说。在眼科方面,他认为脾虚影响五脏六腑的精气不能上贯于目,则目不明,因而治眼病要理脾胃,养气血才是正理。朱震亨认为相火为元气之贼,阴虚则火动,治病重用滋阴降火之法。在眼科方面,他认为眼病不外虚实二因,眼目昏花属肾水亏虚,眼目肿痛属肝经风热,内治虚者宜滋肾阴,实者当散风热,虚实相兼者则散热滋阴。以上四家学说虽各有所长,但也离不开辨证论治的原则,后人合理运用,进一步丰富了眼科的理论和实践。

宋代开设太医局从事医疗及医学教育。下分九科,其中开设了眼科。从此,历代眼科皆独立成科。

综上所述,由于宋元时期的发展,眼科已逐渐形成了本学科的理论体系与诊疗特点,所以有了分化为专科的条件。眼科独立之后,学有专攻,又大大地促进了眼科学术和技术的发展。

四、兴盛时期(明朝—清朝·鸦片战争以前)

明、清两代,是医学发展的兴盛时期,眼科也不例外。有关眼科的医药著述方面,无论是数量,还是质量,都大大超过了以前各代。影响较大的如《原机启微》《本草纲目》《普济方》《证治准绳》《审视瑶函》《目经大成》等。

跨元、明两代的眼科名医倪维德著《原机启微》一书。其上卷按病因将眼病分为18类,理论联系实际,详细分析病机,辨证论治;下卷论方剂配伍,后附治疗眼病40余方,并有方义说明。这是阐述理论比较系统的一本眼科专书。

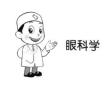

明代，李时珍著《本草纲目》，收载眼科用药已有 400 多种。朱棣等所编《普济方》，是医方中集大成之作。眼目门 16 卷，收方 2300 多首，集病名 300 余种，内容极其丰富。

王肯堂编撰《证治准绳》，在七窍门中，记载眼部病证 170 多种，病因、症状记述详尽，对临床诊断很有帮助。

四十多年后，傅仁宇在前人眼科著述的基础上，撰成《审视瑶函》。卷首，介绍名医医案、五轮八廓、运气学说等；1～2 卷，总论眼的生理及证治概要；3～6 卷，作者在《证治准绳》的基础上结合自己的经验，将眼病综合为 108 证，详述各种眼病的症状、诊断和治疗，其中对金针拨障及其他外治法还作了较为详细的说明。该书内容丰富，一般认为是中医眼科的重要参考书。

清代，眼科著作较多。黄庭镜著《目经大成》一书，卷一立论，包括眼的解剖、生理、病因、辨证、内外治法等方面的杂论；考症，包括 12 类病因、81 症及似因非症 8 条；卷三列方 200 多个，并有方义说明。因黄氏本人精于眼科手术，所以，记载手术方法尤其详尽。如将金针拨内障手术方法，在《审视瑶函》所归纳的八个步骤的基础之上，分别以审机、点睛、射覆、探骊、扰海、卷帘、圆镜、完璧命名，称为金针开内障八法。现代眼科的针拨白内障术，也是沿此改进而来。

清代还有顾锡著《银海指南》，黄岩著《眼科纂要》，张璐著《张氏医通·七窍门》，吴谦等撰《医宗金鉴·眼科心法要诀》等，都是比较有影响的眼科医著。清政府组织编撰的《古今图书集成·医部全录》，在"目门"中搜集历代主要眼科著述，分别作内容简介，并附眼科处方和各种疗法，资料丰富，也具有较好的参考价值。

此外，眼镜在我国使用较早，早期称为"空空格"。在明初由艺衡《留青日札摘抄》及屠隆的《文房器具笺》都有记载，主要用于老人"目力昏倦，不辨细书"。张自烈《正字通》则明确指出："空空格，眼镜也"。此后，渐称眼镜。

总之，由于明清时期的眼科，在基础理论与临床治疗方面都有很大发展，眼科文献的数量与质量大大超过以前各代，所以说是眼科最兴盛的时期。

五、衰落与复兴时期（清朝·鸦片战争以后至今）

自 1840 年鸦片战争到 1949 年中华人民共和国诞生前的百余年间，由于帝国主义列强入侵，社会经济濒临崩溃，中医事业随之凋零，中医眼科学得不到应有的发展，也由兴盛转向衰落。到中华人民共和国诞生以后，中医眼科才枯木逢春，得到迅速发展。

衰落时期刊行的一些眼科著作，大多内容简单，无明显特色，或者沿袭前人《银海

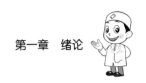

精微》《原机启微》《审视瑶函》等作。有一定创见者为数甚少,如黄岩的《秘传眼科纂要》、马化龙的《眼科阐微》、撰人不详的《眼科奇书》、康维恂的〈眼科菁华录〉等。

此外,由于眼科的传入和影响,为以后眼科的中西医结合创造了条件。当时这一类的专著有徐庶遥著《中国眼科学》、陈滋著《中西医眼科汇通》等。唐容川所著《中西汇通医经精义》中也包含有眼科方面的内容。

中华人民共和国成立以来,党的中医政策振兴了中医,眼科随之迅速发展。1955年起,北京等地先后成立研究院所,设立眼科研究室和临床科室。1956年起,全国各省市相继成立高等院校,设立眼科教研室和附属医院眼科的门诊及病房。

这些在推动眼科医疗、教学、科研的发展及现代化方面起到了重要的作用,在理论和临床方面取得了不少成果,而且培养了一大批眼科人才,其中包括眼科的医学硕士、博士等高级人才。

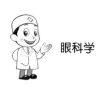

第二章　眼球的组织解剖

第一节　眼球

眼是视觉器官,它由眼球、视路和附属器三部分组成。眼球接受外界信息,由视路向视皮质传递,完成视觉功能,眼的附属器除眼外肌主要司眼球运动外,其余皆对眼球具有保护作用。

眼球近似球形,由两个不同弯曲半径的球面对合而成。成人眼球前后径平均为24mm,垂直径23mm,水乎径为23.5mm。

眼球位于眼眶内部,借眶筋膜与眶壁联系,周围有脂肪等组织衬托,后面有一条视神经,直接与脑相连。眼球向前方平视时,突出度约 12～14mm,两侧相差不超过 2mm。

由于眶外缘较上、下、内眶缘稍后,故眼球外侧部分比较显露,是易受外伤的部位。

眼球接受外来光线的刺激,借神经的传导达到大脑视觉中枢而产生视觉,是视觉器官的重要组成部分。

一、眼球壁

眼球壁分为外、中、内三层。

(一)外层

外层是由致密的纤维组织构成,故称纤维膜。前1/6 为透明的角膜,后5/6 为白色的巩膜,二者移行处称角巩膜缘。纤维膜坚韧而有弹性,具有保护眼内组织和维持眼球形状的作用。

1. 角膜

位于眼球前面,质地透明。表面光滑,其前表面的曲率半径为7.8mm,后面约为6.8mm,是重要的屈光间质。角膜横径约为11.5～12mm,垂直径为10.5～11mm,中央部厚度约0.5～0.57mm,周边厚度可达1mm。角膜的组织结构由前向后分为5层:

(1)上皮细胞层:是球结膜上皮的延续,由5～6层细胞组成,易与前弹力层分离,上皮再生能力强,损伤后在无感染的条件下,一般24小时可以修复,不遗留瘢痕。由于上皮层与球结膜上皮层相互连续,故病变时可以相互影响。

(2)前弹力层:是一层均匀一致无结构的透明薄膜,终止于角膜边缘,损伤后不能再生。

(3)实质层:占整个角膜厚度的9/10。约由200层纤维薄板组成,薄板又由纤维束组成,与角膜表面平行,排列极为规则,具有同等屈光指数,周围延伸至巩膜组织中,故炎症时可相互影响。本层无再生能力,一旦伤,则为瘢痕组织代替。

(4)后弹力层:为一透明的均质膜,由胶原纤维所组成,在前房角处分成细条,移行于小梁组织中,损伤后能再生。本层富有弹性,较为坚韧,角膜溃疡穿孔前常可见后弹力层膨出,甚至可持续数天之久。

(5)内皮细胞层:为整齐的单层内皮细胞组成。本层与虹膜表层相连,具有角膜－房水屏障功能,正常情况下,房水不能透过此层渗入角膜组织中。内皮细胞损伤后易引起基质水肿。本层在成年后损伤不能再生,缺损区主要由邻近的内皮细胞扩展和移行来覆盖。

角膜无血管,其营养主要靠角膜缘血管网和房水供应,而代谢所需的氧,80%来自空气。

角膜含有丰富的三叉神经末梢,故感觉特别敏锐,一旦受到外界刺激,则立即引起眼睑保护性闭眼反应。

2. 巩膜

位于眼球中后部,其前沿接角膜缘,占整个纤维膜的5/6。巩膜表面被眼球筋膜包绕,前面被球结膜覆盖,内面与睫状体、脉络膜相连,后极部稍偏内侧有视神经从此穿过,穿过处的巩膜极薄,上有许多筛状孔,为巩膜筛板。巩膜颜色呈白色,但儿童因巩膜较薄,内面的色素组织可隐露而呈淡青色;老人因脂肪沉着而呈浅黄色。巩膜由致密交错的纤维组织构成,质地坚韧,不透明,具有保护球内组织的作用。

巩膜的厚度不均匀,后极部较厚,约1mm,向前逐渐变薄,在直肌附着处更薄,仅

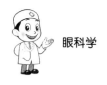

0.3mm。

巩膜包括:①巩膜表层;②巩膜实质层;③巩膜内层(棕黑层)。巩膜的血管和神经较少,但巩膜表层的血管相对要多一些,故较易发生炎症,且疼痛症状较为明显,而深层病变则常迁延难愈。

3.角巩膜缘

即角膜与巩膜移行区,宽约1mm。由于透明的角膜嵌入不透明的巩膜内,并逐渐过渡到巩膜,所以在眼球表面没有一条明确的分界线,角巩膜缘是一些眼内手术常用的切口部位。

角巩膜缘又是前房角的外壁,内有巩膜静脉窦和小梁网等结构。巩膜静脉窦又称输淋氏管,是围绕前房角一周的房水排出管,外侧和后方被巩膜围绕,内侧通过小梁网与前房沟通。

(二)中层

中层为色素膜,因富含色素而得名。因为含有丰富的血管,又称血管膜。去除外层后,其外观状似紫色葡萄,故又称葡萄膜。中层由前向后分为虹膜、睫状体、脉络膜三部分。

1.虹膜

为位于角膜之后、晶状体前面的一圆盘状隔膜,其根部与睫状体相连,表面有很多精细条纹,呈放射状排列,称为虹膜纹理。纹理与纹理之间呈凹陷,称隐窝。虹膜中央有一圆孔,称瞳孔。距瞳孔缘约1.5mm处有一环形锯齿状隆起环,称虹膜卷缩轮。虹膜的颜色因人种而异,白色人种色素少,虹膜色浅,呈浅黄或浅蓝色,有色人种色素多,虹膜色呈深棕褐色。

瞳孔直径约2.5~4mm。虹膜含有瞳孔开大肌和瞳孔括约肌,前者受交感神经支配,使瞳孔开大;后者受副交感神经(动眼神经纤维)支配,使瞳孔缩小。瞳孔受光刺激时即缩小,这种运动称为对光反射。虹膜的宅要功能是根据外界光线的强弱而使瞳孔缩小或开大,以调节眼内的光线强度,保证视网膜成家清晰。

正常瞳孔的大小,因年龄、屈光、生理状态等情况而异。老人和婴儿较小,儿童和少年时期最大,以后又逐渐变小;近视眼瞳孔大于远视眼;交感神经兴奋时瞳孔开大,副交感神经兴奋时瞳孔缩小。

2.睫状体

位于巩膜内面,前端起于虹膜根部,后端止于脉络膜前缘,呈环带状,宽约6mm,内侧环绕晶状体赤道部。睫状体由睫状冠与睫状环组成,纵切面为三角形。

睫状体前较为肥厚,称睫状冠,血管极为丰富,误伤此处最易出血。其内侧表面有70～80个纵行突起,称睫状突,产生房水。睫状体后较为扁平,称睫状环。又称睫状体扁平部,针拨白内障手术常在颞下睫状体扁平部作切口。从睫状体至晶状体赤道部,有纤细的韧带与晶状体相连,称晶状体悬韧带。

睫状体内含睫状肌,受动眼神经和副交感神经支配。当睫状肌环形纤维收缩时,晶状体悬韧带松弛,晶状体凸度相应增加,屈光力增强,使眼能看清近处物体,这种作用称为调节。睫状体的感觉神经纤维分布丰富,故炎症时产生剧烈疼痛。

3. 脉络膜

位于巩膜与视网膜之间,前接睫状体扁平部,后至视盘周围。有丰富的血管和色素。

脉络膜主要由血管组成。由外向内分为5层:①脉络膜上腔;②大血管层;③中血管层;④毛细血管层;⑤玻璃膜。为眼球血管最丰富的组织,占眼球血液总量的65%。具有营养视网膜外层组织和玻璃体的作用。

脉络膜与巩膜之间有一空隙,称脉络膜上腔,临床上脉络膜脱离即自此腔分离。脉络膜无感觉神经纤维,故发炎时无疼痛感觉。

(三)内层

内层即视网膜。位于脉络膜与玻璃体之间,前至锯齿缘,后至视盘,分为色素层和感光层。除色素层为色素上皮外,感光层为透明的薄膜。具有感光和传导神经冲动的重要作用。

锯齿缘乃视网膜前端的终止部位,形如锯齿状得名。该处为视网膜血管的终末端,因而营养相对较差,易出现退行性改变。

在视网膜后极部,离视盘颞侧约3mm处,有一浅漏斗状小凹区,称为黄斑,范围约2mm,此处无血管,中心有一凹,称中心凹,中心凹是视网膜上视觉最敏锐的部位。此区色素上皮细胞含有较多色素,因此在检眼镜下颜色较暗。

黄斑鼻侧约3mm处,有一直径约1.5mm的圆盘形区,称视神经乳头,简称视乳头,又称视盘。它是视网膜神经纤维集中穿出眼球的部位,其中央呈漏斗状凹陷,称生理凹陷。

凹陷内有暗灰色小点,为视神经穿过巩膜处,名巩膜筛板,视盘因仅有神经纤维,没有感光细胞,故无视觉,在视野中是一盲点,称生理盲点。视盘的颜色为淡红色,视盘上有许多微血管,鼻侧较颞侧多一些,故鼻侧较颞侧稍红。视盘边缘是清晰的,但上、下及鼻侧边缘因视神经纤维较为集中,故不如颞侧清晰。有时视盘边缘可见白色

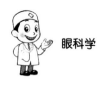

巩膜环,是脉络膜及色素上皮层未达到视盘边缘的缘故。

视网膜组织由外向内可分为10层。即①色素上皮层;②视细胞层(杆体、椎体细胞层);③外界膜;④外颗粒层;⑤外丛状层;⑥内颗粒层;⑦内丛状层;⑧神经节细胞层;⑨神经纤维层;⑩内界膜。色素上皮与脉络膜紧密相连,不易脱离,临床上所出现的视网膜脱离,是视网膜与其本身的色素上皮层分离。

色素上皮为排列整齐的单层六角形细胞,黄斑部色素上皮较厚,周边变薄,具有多种复杂的生化功能以及支持光感受器活动的色素屏障作用;并具有传递脉络膜营养的作用和阻止脉络膜血管的正常漏出液进入视网膜,起到视网膜外屏障的作用。

视信息在视网膜内形成视觉神经冲动,以三个神经元传递,即光感受器—双极细胞—神经节细胞。神经节细胞轴突即神经纤维沿视路将视信息传递到视中枢形成视觉。第一神经元为光感受器细胞,是一种特殊分化的神经上皮,由两种细胞组成,一种形状如圆锥状,称锥细胞,具有感受强光和辨别颜色的作用,主要分布在黄斑部,故黄斑区的视力最为敏锐。另一种细胞形状如杆状,称为杆体细胞,具有感受弱光的作用,主要分布在视网膜周边,越近黄斑区越少,至黄斑中心凹时没有这种细胞。正常人在暗处有一定的视力,是这种杆体细胞的作用。但这种杆体细胞的感光色素为视紫红质,而视紫红质需要维生素A才能合成,当维生素A缺乏时,杆体细胞的作用减弱,至暗处看不见物体,称为夜盲。第二神经元与第三神经元主要是传导神经冲动,即光线达到视细胞后,经化学变化产生光冲动,传至双极细胞(第二神经元),再至节细胞(第三神经元),然后由节细胞节后纤维沿视路传达到大脑,产生视觉。

色觉是眼在明亮处视网膜锥细胞所产生的主要功能之一。明适应时,视网膜黄斑部的色觉敏感度最高,离黄斑部越远色觉敏感度越低,周边部视网膜则几乎无色觉存在,这和锥细胞的分布是一致的。

二、眼球内容物

眼球内容物包括房水、晶状体、玻璃体三种透明物质。它们与角膜一并称为眼的屈光间质,是光线进入眼内到达视网膜的通路。

(一)房水

(1)房水生成及作用:房水由睫状突产生,是无色透明的液体,98.75%是水分,其余是少量的氯化钠、蛋白质、维生素C和无机盐等。房水有营养玻璃体、晶状体、角膜以及维持正常眼压等作用。

(2)前房和后房:为房水潴留的腔隙。前房为角膜的后面与虹膜和瞳孔区晶状体的前面所围成的间隙。前房中央部最深,约3mm,周边部渐浅。前房最周边处为前房角,前房角的前壁为角巩膜缘,后壁为虹膜根部和睫状体的前面。后房为虹膜后面、睫状体的内面与晶状体之间形成的环形间隙。

(3)房水排出途径:房水由睫状突产生后,由后房经过瞳孔进入前房,再经前房角的小梁网进入巩膜静脉窦,再进入眼的静脉系统。若排出途径受阻,即可导致眼压增高。

(二)晶状体

晶状体为双凸面的弹性透明体。位于瞳孔与虹膜之后,玻璃体之前,周边通过悬韧带与睫状体相联系。晶状体前面的中央为前极,后面的中央为后极,前后面交界处为赤道部。直径约9mm,厚约4～5mm。

悬韧带是一种极细的纤维组织,起于睫状体,附着于晶状体赤道部,将晶状体固定在正常位置上。若外伤致悬韧带断离,可致晶状体脱位。

晶状体由晶状体囊和晶状体纤维组成。晶状体囊膜是晶状体外面既富有弹性又很透明的薄膜,在前面的称前囊,后面的称后囊。前囊膜下有一层立方形上皮细胞,后囊下缺如。赤道部上皮细胞向前后伸展延长形成晶状体纤维。在人的一生中,上皮细胞不断地形成纤维,并将旧的纤维挤向中心形成晶状体核,核外较新的纤维称为晶状体皮质。因此,随着年龄的增长,晶状体核就扩大变硬。

晶状体主要起屈光调节作用,是屈光间质的重要部分,有高度的屈折力,与睫状肌共同完成调节作用。晶状体的调节主要靠自身厚度的改变,而其厚度的改变又由囊膜与皮质的弹性决定。人至老年,晶状体核变硬,弹性降低,调节力减退,以致视近时晶状体凸度不能增加而成为老视。

晶状体无血管,营养来自房水,当晶状体受损或房水代谢发生变化时可发生混浊,称为白内障。

(三)玻璃体

玻璃体为五色透明的胶质体。它充满在晶状体后面的玻璃体腔内。玻璃体腔是眼内最大的腔,前界为晶状体的后面,后界为视网膜,容积约为4.5毫升。玻璃体前面有一凹,称玻璃体凹,以容纳晶状体。

玻璃体周围部分密度较高,称为玻璃体膜。位于晶状体后面者为前界膜;位于视网膜前面者为后界膜,在玻璃体内,中央有一玻璃状体管,此管的两端分别与晶状体及视盘相连,胎儿时管内有玻璃体动脉,出生后即可消失。如出生后仍不消失者,称永存

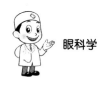

玻璃体动脉,一般不影响视力。

玻璃体主要成分是水,占98%以上,还含有少量胶原与透明质酸等。本身无神经、血管,全靠房水及脉络膜等组织供给营养,新陈代谢也甚微,丢失后不可再生。玻璃体是透明的,如因周围组织外伤、炎症或出血等,即可致玻璃体混浊,影响视力。玻璃体除参与屈光和维持眼球形态外,还有支撑视网膜的作用,若玻璃体液化或手术时丢失过多,则支撑力减弱,容易发生视网膜脱离。

第二节　视路

视路是视觉传导的通路。从视神经开始,经视交叉、视束、外侧膝状体、视放射至皮质视中枢。

一、视神经

视神经是由视网膜神经节细胞发生的神经纤维汇集而成。起于视盘,止于视交叉,全长约50mm,分为眼内段、眶内段、管内段和颅内段。

眼内段:位于眼球内的部分,即自视盘开始至视神经纤维成束穿过巩膜筛板部分。长约1mm,此段神经无髓鞘,自此起即有髓鞘包绕。

眶内段:长约30mm,呈S形弯曲,有利于眼球的自由转动。

管内段:位于骨性视神经管内,长约6～10mm,该段视神经与骨膜紧密结合,故骨管外伤时最易挫伤视神经。

颅内段:自骨性视神经管出口处至视交叉前角止,长约10mm。

包绕视神经的髓鞘可分为3层,由外至内为硬膜、蛛网膜及软膜。硬膜与蛛网膜之间的空隙,称硬膜下腔;蛛网膜与软膜之间的空隙,称蛛网膜下腔。均与脑之同名腔相通,向前终止于眼球而形成盲管,腔内充满着脑脊液,所以当颅内压增高时,常见视盘水肿。眼眶深部组织的感染,也能沿视神经周围的脑膜间隙扩散至颅内。视神经髓鞘上富有感觉神经纤维,故当炎症寸球后常有疼痛感。

二、视交叉、视束、外侧膝状体、视放射与视中枢

视交叉位于颅内蝶鞍处,双眼视神经纤维在此处进行部分性交叉,即双眼视网膜鼻侧的纤维交叉至对侧。当邻近组织病变影响视交叉部位时,可出现视野缺损,最常见的是颞侧偏盲。

视束即自视交叉至大脑外侧膝状体节细胞止。因视神经纤维已进行了部分交叉，故每一视束包括同侧的颞侧纤维与对侧的鼻侧纤维。因此，当一侧视束有病变时，可出现同侧偏盲。

外侧膝状体位于大脑脚外侧，它收容大部分由视束而来的纤维，发出视放射纤维，为视分析器的低级视中枢。视放射为外侧膝状体发出的视觉纤维向上下作扇形散开所形成。视中枢位于大脑枕叶皮质纹状区，全部视放射均终止于纹状区，为人类视觉的最高中枢。

由于视觉纤维在视路各段排列不同，所以在神经系统某部分发生病变或损害时对视觉纤维损害各异，表现为特殊的视野异常。对中枢神经系统病变的定位诊断具有重要的意义。

第三节　眼附属器

眼的附属器包括眼眶、眼睑、结膜、泪器和眼外肌。

一、眼眶

眼眶为四边锥形的骨窝，其底边向前尖朝后，由额骨、蝶骨、筛骨、腭骨、泪骨、上颌骨、颧骨等 7 块骨组成，深约 5 厘米。

容积为 25~28 毫升。内有眼球、脂肪、肌肉、神经、血管、筋膜、泪腺等。眼眶与额窦、筛窦、上颌窦、蝶窦相邻，故鼻旁窦的炎症或肿瘤可影响至眶内。眶尖有一孔二裂。尖端即为视神经孔，有视神经和眼动脉通过。视神经孔外侧有眶上裂、动眼神经、滑车神经、外展神经及三叉神经的眼支和眼静脉由此通过。眶外壁与眶下壁之间

有眶下裂，三叉神经的第二支和眶下动脉由此通过。另外，在眶上缘内 1 乃与外 2 乃交界处为眶上切迹，有眶上神经及眶上动脉通过。

二、眼睑

眼睑为位于眼眶前部，覆盖于眼球表面的软组织。分上、下两部分，有保护眼球的作用。上、下眼睑间的裂隙称睑裂。正常睁眼时，上睑缘可达角膜上缘下 2mm。上下眼睑相连处为眦。靠近鼻侧为内眦，靠近颞侧为外眦。内眦处有肉状隆起为泪阜；泪阜周围的浅窝为泪湖；泪阜外侧有一淡红色纵行皱褶，称半月皱襞。眼睑的边缘称睑缘，睑缘前唇有 2~3 行排列整齐的睫毛，后唇有睑板腺开口，前、后唇之间称唇间线或

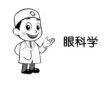

灰白线。

眼睑的组织结构由外向内分为皮肤、皮下组织、肌肉、睑板、睑结膜五层。

（1）皮肤：为全身皮肤最薄处，血管分布丰富，易形成皱褶。

（2）皮下组织：为疏松的结缔组织和少量脂肪，有炎症和外伤时，易发生水肿和瘀血。

（3）肌肉：主要有两种肌肉，一是眼轮匝肌，其肌纤维与睑缘基本平行，专司闭眼，由面神经支配；一是提上睑肌，起源于眶尖的总腱环，沿眶上壁向前至眶缘呈扇形伸展，一部分止于睑板上缘，一部分穿过眼轮匝肌止于上睑皮肤，具有提睑作用，受动眼神经支配。

（4）睑板：为致密的结缔组织，质硬似软骨，是眼睑的支架。睑板内外两端各连一带状结缔组织，即内、外眦韧带。睑板内有垂直排列的睑板腺，开口于睑缘，它分泌脂质，构成泪膜的最表层，它可稳定泪膜并阻止水分的蒸发，且有对眼表面起润滑及防止泪液外溢的作用。

（5）睑结膜：是紧贴在睑板后面的黏膜组织，不能移动，透明而光滑，有清晰的微细血管分布。在睑缘内 2mm 处，有一与睑缘平行的浅沟，称睑板下沟，是异物最易存留的地方。

三、结膜

结膜为一层菲薄透明的黏膜，覆盖于睑板及巩膜的表面。根据解剖部位可分为睑结膜、球结膜、穹窿结膜。这三部分结膜和角膜在眼球前面形成一个以睑裂为开口的囊状间隙，称结膜囊。

（1）睑结膜：见眼睑解剖。

（2）球结膜：覆盖在眼球前部巩膜的表面，附着较为疏松，可以移动，在角膜缘处移行为角膜上皮，此处附着较紧。

（3）穹窿部结膜：是睑结膜与球结膜相互移行的皱褶部分，组织疏松，有利于眼球自由转动。

结膜含有杯状细胞、副泪腺等分泌腺，能分泌黏蛋白与水样液，以参与组成泪膜，维持眼表保护功能。

四、泪器

泪器包括分泌泪液的泪腺及排泄泪液的泪道两部分。

1. 泪腺

泪腺位于眼眶外上方的泪腺窝内,有排泄管 10 ~ 20 条,开口于外侧上穹隆结膜部,能分泌泪液,湿润眼球。泪液中含有少量溶菌酶和免疫球蛋白 A,故有杀菌作用。血液供应来自泪腺动脉。泪腺神经为混合神经,由第 V 颅神经眼支、面神经中的副交感神经纤维和颈内动脉丛的交感神经纤维支配。

2. 泪道

泪道是排泄泪液的通道。由泪点、泪小管、泪囊、鼻泪管组成。

(1)泪点:是引流泪液的起点,位于上、下睑缘内侧端乳头状突起上,直径约 0.2 ~ 0.3mm。孔口与泪湖紧靠,利于泪液进入泪点。

(2)泪小管:是连接泪点与泪囊的小管,长约 10mm。开始约 2mm 与睑缘垂直、后与睑缘平行,到达泪囊前,上、下泪小管多先汇合成泪总管然后进入泪囊。也有上、下泪小管各自分别进入泪囊者。

(3)泪囊:位于眶内壁前下方的泪囊窝内,是泪道最膨大的部分。泪囊大部分在内眦韧带的下方,上端为盲端,下端与鼻泪管相接,长约 12mm,宽约 4 ~ 7mm。

(4)鼻泪管:位于骨部的鼻泪管内,上端与泪囊相接,下端开口于下鼻道。

正常情况下,依靠瞬目和泪小管的虹吸作用,泪液自泪点排泄至鼻腔。若某一部位发生阻塞,即可产生溢泪。

五、眼外肌

是司眼球运动的肌肉。每眼眼外肌有 6 条,即 4 条直肌和 2 条斜肌,直肌有上直肌、下直肌、内直肌和外直肌,斜肌有上斜肌和下斜肌。

所有直肌及上斜肌均起自眶尖的总腱环,下斜肌起自眶下壁前内缘,它们分别附着在眼球赤道部附近的巩膜上。当某条肌肉收缩时,能使眼球向一定方向转动。内直肌使眼球内转;外直肌使眼球外转;上直肌主要使眼球上转,其次为内转、内旋;下直肌主要使眼球下转,其次为内转、外旋;上斜肌主要使眼球内旋,其次为下转、外转;下斜肌主要使眼球外旋,其次为上转、外转。

神经支配:内、上、下;直肌及下斜肌均受动眼神经支配,外直肌受外展神经支配,上斜肌受滑车神经支配。

眼外肌的作用主要是使眼球灵活地向各方向转动。但肌肉之间的活动是相互合作、相互协调的。如此,才能使眼球运动自如,保证双眼单视。如果有某条肌肉麻痹(支配该肌的神经麻痹)时,肌肉之间失去协调,即可发生眼位偏斜而出现复视

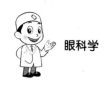

第四节 眼的血液供应与神经支配

一、血液供应

(一)动脉

眼球的血液来自眼动脉分出的视网膜中央血管系统和睫状血管系统。

1. 视网膜中央动脉

为眼动脉眶内段的分支,在眼球后 10~12mm 处穿入视神经中央,前行至视盘头穿出,分为鼻上、鼻下、颞上、颞下动脉,然后又分成若干小支,分布于视网膜直达锯齿缘,以营养视网膜内五层组织,黄斑部中心凹无血管分布,而由脉络膜毛细血管网供应营养。视网膜中央动脉属终末动脉,没有侧支吻合,临床上视网膜动脉阻塞的病人,即造成相应区域的视网膜缺血,以致视功能丧失。视网膜静脉与动脉分布一致,动脉颜色较红,管径较细;静脉颜色较暗,管径较祖,二者之比约为2:3。

视网膜血管是人体唯一用检眼镜即可直视观察到的血管。有助于临床诊断和病情的判定。

2. 睫状动脉

营养除视网膜内五层与部分视神经以外的整个眼球,睫状动脉包括:

(1)睫状后短动脉:自视神经周围穿入巩膜,在脉络膜内逐级分支,以营养脉络膜与视网膜的外五层组织。

(2)睫状后长动脉:于视神经的鼻侧与颞侧穿入巩膜,在巩膜上与脉络膜之间到达睫状体部,与睫状前动脉吻合,形成虹膜大环,营养虹膜与睫状体,并有返支向后,与后短动脉吻合,营养脉络膜的前部。

(3)睫状前动脉:由眼直肌的动脉在肌腱止端处分支,较小的巩膜上支,前行至角膜缘,组成角膜缘血管网,并发出小支至前部球结膜,称为结膜前动脉;小的巩膜内支,穿过巩膜,终止在输淋氏管周围;大的穿通支,距角膜缘 3~5mm,垂直穿过巩膜的脉络膜上腔,到达睫状体,参与组成虹膜大环。

(二)静脉系统

(1)视网膜中央静脉:与视网膜动脉伴行,收集视网膜内层的静脉血液回流至眼上静脉,经眶上裂入海绵窦。少数可不经眼上静脉直接进入海绵窦。

（2）涡静脉：约 4～6 条，收集部分虹膜、睫状体和全部脉络膜血液，于眼球赤道部后方穿出巩膜，经眼上、下静脉进入海绵窦。

（3）睫状前静脉：收集虹膜、睫状体和巩膜的血液，经眼上、下静脉进入海绵窦。

二、神经支配

眼球是受睫状神经支配的。睫状神经含有感觉、交感和副交感纤维。它又分为睫状长神经和睫状短神经。睫状长神经为第 V 对颅神经第 1 支眼神经的鼻睫状神经的分支，睫状短神经发自睫状神经节。睫状长神经和睫状短神经均在眼球后极穿入巩膜后，前行到睫状体，组成神经丛，由此发出的分支，支配虹膜、睫状体、巩膜、角膜的知觉，以及瞳孔开大肌、瞳孔括约肌和睫状肌的运动。

睫状神经节位于视神经和外直肌之间，距眶尖约 1 厘米，内眼手术时施行球后麻醉，阻断该神经节，对眼球组织有镇痛作用。

第五节 眼的胚胎发育

一、胚眼的发生和形成

1. 胚板

受精卵经卵裂形成桑葚胚，再分裂成为囊状，名囊胚。囊胚的内细胞团分化成羊膜腔和卵黄囊。羊膜腔和卵黄囊相接近处，产生出内、中、外三胚层，形成胚板，即胚身的起源。

2. 原始脑泡

胚板为一椭圆形区域，其背侧正中线的外胚层细胞逐渐增生形成神经板。神经板内陷成神经沟，神经沟两缘高起名叫神经褶，褶的两缘逐渐闭合成神经管与原外胚层脱离，称神经外胚层。而原外胚层则覆盖胚胎的表面称表层外胚层。

由神经外胚层衍生的神经管，头端逐渐扩大成三个连续的膨大部即前、中、后原始脑泡。中胚层在神经管形成后即伸入神管与表层外胚层之间把两者分开。

3. 视窝、视泡

前脑泡头褶的两侧出现凹陷，称视窝，是眼的原基。胚长 3.2mm 时，视窝逐渐变深并在前脑两侧形成对称的囊状突起叫视泡。视泡远端膨大与脑逐渐远离，近脑端变窄形成视基，即视神经的原基。

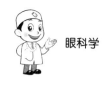

4.视杯和原始晶体

胚长4mm时,构成视泡的神经外胚层和覆盖其上的体表外胚层逐渐接近,二者接触后,体表外胚层迅速增厚形成晶体板。晶体板内陷并逐渐加深,仅借细茎与体表外胚层相连。胚长9mm时细茎消失,与体表外胚层完全脱离,形成晶体泡。与此同时,视泡的远端下方内陷变扁平,上方增大,形成双层细胞的杯状凹陷称视杯。

5.胚裂与胚眼

视杯逐渐凹陷包围晶体的上方和两侧,其前端形成胚裂。围绕视杯的中胚层发出玻璃体动脉,经胚裂进入视杯内。胚裂于胚胎第5周(12mm)时开始闭合。由中部开始向前后延展,当胚长达17mm时,胚裂除沿视茎下面外,完全闭合。围绕视杯和晶体泡的中胚层形成脉络膜和巩膜的原基。因此当胚裂闭合完成时,已具有眼的各组织雏形,即形成胚眼。

胚眼形成过程中如视泡不发生则形成无眼畸形;如两个视泡合并为一个则发生独眼畸形;若胚裂闭合不全时,可形成先天性视网膜脉络膜缺损和先天性虹膜睫状体缺损。

二、眼的各部发育

(一)神经外胚层的发育

视泡内陷形成视杯,分为内外两层。外层形成色素上皮层,内层则高度分化形成视网膜神经上皮层(视网膜感觉部),而视杯的前部内外层则发育为视网膜的睫状体部和巩膜部。

(1)视网膜:视杯外层在发育中形成视网膜色素上皮层,并始终保持为单细胞层。胚胎4周时,细胞内开始出现色素颗粒,至第5周时细胞内则充满色素。视杯内层急剧进行细胞增殖,最终分化成视网膜感觉部(内9层)。二层之间暂时留有一空隙,不久二者贴近,形成潜在间隙。临床上视网膜脱离即此二层间分离。

视网膜内层分化成视网膜感觉部后,黄斑区从第7~8个月开始分化,直到胎儿出生后6个月才发育完成。

(2)视网膜睫状体部和虹膜部,胚胎第3个月时,视杯前缘向前生长,并包绕晶体,形成睫状体和虹膜内面的两层上皮。睫状体内面的上皮,外层有色素,内层无色素。而虹膜内面的两层上皮都有色素。虹膜中的瞳孔括约肌和瞳孔开大肌,也是从视杯缘的外层分化而来,所以属于外胚层组织。

(3)视神经,视基为视泡和前脑接近的部分。视网膜神经节细胞的轴突,在视网膜上形成神经纤维层。这些神经纤维在第 7 周时逐渐汇集,进入视茎内形成视神经。视神经纤维通过视茎时,视茎细胞逐渐消失,部分细胞分化为神胶质,仅视盘的中央处有视茎细胞残留,出生时即退到萎缩形成生理凹陷。视神经的髓鞘是由脑部沿视神经向眼侧生长,一般出生时即止于筛板之后,如进入视网膜则形成视网膜有髓鞘神经纤维。视神经逐渐向中枢神经系统方向生长,在脑垂体前形成视交叉。当胚胎 10 周时形成视束。

(二)体表外胚层的发育

胚胎初期眼部体表外胚层无分化现象,仅为一层原始立方上皮。到视泡与表面接触时,表面外胚层立即开始分化。部分形成晶体和角膜上皮,部分形成眼附属器的外胚层组织,如眼睑表皮、毛囊、汗腺、皮脂腺、泪道上皮、泪腺、付泪腺、结膜上皮等。

1. 晶体

晶体的发育可分为开始的晶体泡形成期和以后的晶体纤维产生期。

(1)晶体泡,神经外胚层形成原始视泡,随视泡的增大与前面的体表外胚层接近时,该部体表外胚层增厚形成晶体板为晶体的原基。进而晶体板内陷,加深形成晶体泡,与表面外胚层完全分离。

(2)晶体纤维,胚胎 4 周时,晶体泡与体表外胚层完全分开并开始分化。晶体泡分化过程中,其前壁细胞始终保持其上皮性质,形成晶体前囊下的上皮细胞层。胚胎 5 周时,晶体泡后壁细胞逐渐变长向前生长。胚胎 7 周时后壁细胞已达前壁下面,充满晶体腔。此后细胞核消失,成为原始晶体纤维,构成晶体的胚胎核。赤道部的晶体细胞在胚胎 7 周以后,也开始分裂,分化成为第二晶体纤维,且前后相接而形成缝合线,核前为"Y"形,核后为"λ"形。晶体纤维终身不断生长,新的纤维形成,旧的纤维被挤到中心,形成不同时期的晶体核。在裂隙灯显微镜观察下,晶体呈现数层光学切面,由中心开始,分别为胚胎核、胎儿核、婴儿核、成年核、皮质。晶体囊于胚胎 5~6 周形成,可能为晶体上皮细胞的基底膜产物。当晶体在发育过程中受到障碍,可产生种种先天异常。发生不同类型的先天性白内障或无晶体等。

2. 角膜上皮

晶体泡自体表外胚层分离后,体表外胚层又重新融合为一层立方上皮,以后衍化成角膜上皮细胞。

3. 玻璃体的发育

一般认为玻璃体主要成分由外胚层而来,而中胚层仅起过渡辅助作用。玻璃体发育可分三个阶段:

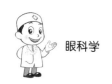

（1）原始玻璃体:在原始视泡和晶体泡之间存在富于蛋白质的细胞间质,当视杯内陷,细胞间质拉长呈细长的纤维,并和来自中胚层的原纤维混合,以此为基础形成原始玻璃体。此时玻璃体腔充满透明样血管系统,胚胎 18mm 时发育完成。原始玻璃体是神经外胚层、体表外胚层和中胚层互相作用而成。

（2）第二玻璃体:(次发玻璃体)胚胎第 6～12 周,透明样血管系统逐渐萎缩,同时视杯内层细胞分泌形成次发玻璃体。它的体积越来越大,渐将原始玻璃体挤向玻璃体中央和晶体后面。原始玻璃体最后成为玻璃体中央管。

（3）第三玻璃体:即晶体悬韧带。胚胎 3 个月时,眼杯边缘向前生长形成睫状区,由睫状体部位的神经上皮细胞分泌出纤维丝,分化成为晶体悬韧带。

（三）中胚层的发育

当视泡向外生长时,除直接与体表外胚层接触的地方外,其他部分都被中胚层所围绕。直接与视杯接触的中胚层称轴旁中胚层,眼球本身的中胚层组织均来源于轴中胚层。

1. 血管系统

（1）玻璃体血管系统,胚胎第三周原始的眼动脉沿视杯腹侧分出玻璃体动脉经胚裂入视杯,到玻璃体腔内前行,达晶体泡的后部形成晶体血管膜。眼动脉的另外分支沿视杯向行至视杯边缘,互相吻合形成环状血管并与晶体血管膜吻合。胚胎第 3 个月时玻璃体血管开始萎缩,至出生前完全消失。如萎缩不完全,则为玻璃体动脉残留。

（2）视网膜中央血管系统,视网膜中央动脉由玻璃体动脉经过视盘处产生。在胚胎 3 个月末,视盘处动脉壁出现血管芽,上下各一,渐长成血管,进入视网膜神经纤维层,再分支到达周边部。同时血管向外生长,达外网状层。在视网膜中央动脉形成过程中,玻璃体动脉系统相继萎缩。同时在胚胎 3 个月末,视神经内玻璃体动脉的两侧,各出现一静脉管,在视盘后面汇合为一,其分支与视网膜中央动脉平行分布,即视网膜中央静脉。

2. 色素膜

除虹膜睫状体内面的两层上皮来源于神经外胚层外,色素膜其他部份均从中胚层发育而成。

胚胎第 6 周末时,体表外胚层与晶体之间有中胚层组织出现一裂隙,即前房始基,由此形成前房。裂隙后壁富于血管的中胚层组织,以后形成虹膜的基质层,中央部较薄称瞳孔膜。胚胎第 7 个月时,瞳孔膜中央开始萎缩,形成瞳孔。如萎缩不全,即形成先天性永存瞳孔膜。

睫状体的睫状突和睫状肌,从胚胎第 3 个月逐渐生长发育。胚胎长 6mm 时,有毛细血管网包围视泡,并逐渐发育成脉络膜。第 3 个月时,脉络膜开始形成中血管和大血管,并引流入涡静脉。

3. 角膜

胚胎第 6 周末,前房开始形成。前房后壁中胚层形成虹膜基质层。前房前壁即为角膜原基。前壁的中胚层分化形成角膜基质层和内皮细胞层。前壁的外胚层则形成角膜上皮。直到胚胎第 3 个月,由角膜基层分泌出一层透明膜位于上皮基质层之间,即前弹力层。同时内皮细胞分泌出后弹力层。

角膜中胚层发育异常或外胚层与晶体泡延迟分开均可致先天性角膜混浊。

4. 前房角

角膜和前房发生后,于胚胎第 2 个月末期,巩膜开始增厚。第 3 个月末形成角巩膜缘,并在其内层出现 Schlemm 管。该管来源于视杯缘静脉丛,由一层内皮细胞构成,并具有许多分支小管。Schlemm 管出现后不久,其内侧的中胚层分化成小梁网组织。胚胎 5 ~ 6 个月时,巩膜突始可辨认。前房角由前房内中胚层组织逐渐萎缩形成。如不能正常萎缩,小梁组织未能发育成网状结构,强导致先天性青光眼。

5. 巩膜

胚胎第 2 个月末,视杯周围的中胚层变致密,先由眼外肌附着处开始向后进展,胚胎第 5 个月,巩膜发育完成。

三、眼附属器的发育

(一)眼睑、结膜

眼睑与结膜的上皮细胞层、腺体和导管,睫毛均由体表外胚层发生;而上皮下的纤维组织、睑板、肌肉则由中胚层发生。

胚胎第 4 周前,胚眼的表面为一层体表外胚层所覆盖。第 5 周开始,该处外胚层组织形成睑褶,为眼睑的始基。睑褶的外层分化成眼睑皮肤,内层形成结膜并和球结膜和角膜上皮相连续。睑褶中间为中胚层组织充填,发育成睑板、结缔组织和肌肉组织。在胚胎第 3 个月时,上下睑缘因彼此相向生长致互相粘连并合。至胚胎第 5 个月末,又重新从鼻侧开始分开形成上下睑。在睑并合期间,于角膜前方形成一个封闭的囊称结膜囊。

胚胎第 8 周,眼睑尚没完全闭合时,眼球内侧外胚层垂直折叠,形成结膜半月皱襞。10 周末时,由下睑内眦部组织分化成为泪阜。胚胎第 9 周时在上下睑黏合缘外

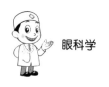

角处,上皮细胞分化成毛囊,生出睫毛。胚胎第 4 个月由毛囊壁分化成 Moll 腺和 Zeis 腺。同时,在黏合缘的内角处,上皮呈管状下陷形成睑板腺。

在眼睑发育过程中,若睑褶形成或其后的发育障碍,可产生无眼睑,或小眼睑等畸形。

(二)眼外肌

由视泡周围的中胚层发育产生。胚胎第 3 周时,中胚层组织凝集呈圆锥形,并向前围绕视泡,此即原始眼外肌组织。第 4 周开始分化,第 5 周时已能分辨出直肌和斜肌。第 6 周时,各个眼肌已完全分开。第 10 周时,上直肌分化出提上睑肌,第 11 周该肌发育完全,所以当上直肌发育不全时,常同时伴有提上睑肌发育不全。第 12 周时,在直肌附着处中胚层组织密度增加逐渐分化形成眼球筋膜。

四、泪器

(1)泪腺,由体表外层发生,从上穹隆结膜外侧上皮分化而来。眶部泪腺出现较早,于胚胎 7~8 周即可见到;睑部泪腺,于胚长 40~60mm 进方才出现。胚长 50~55mm 时泪腺管开始形成。于出生 3~4 岁时,泪腺发育始告完成。

(2)付泪腺,付泪腺于胚胎第 6~8 周时出现,所有结膜腺均由外胚层内陷而形成。

(3)泪道,当胚胎第 6 周时,上颌突向前生长与内外侧鼻突接触,形成胚胎颜面部。此时,外胚层组织在外侧鼻突和上颌突之间下陷成沟,沟内的上皮,渐与表面上皮脱离呈柱状埋于表面组织的下面,形成泪道原基。细胞柱向上长入眼睑,向下则进入鼻内。以后细胞柱中央细胞变性崩解,从中形成管腔。胚胎第 11 周时,管道大部分形成,而上下端仍是封闭的。胚胎第 6~7 个月时,上方泪小点开通,下方鼻泪管开口则在胚胎第 8 个月时形成,出生前泪道完全成立。有时直到生后鼻泪管开口才开放。若在泪道发育过程中发生障碍,则可产生各种泪道异常。如泪小点、泪小管缺如或闭锁,泪囊先天瘘管或鼻泪管闭锁等。

(4)眼眶,周绕视杯的中胚层组织由于变密而演化形成眼眶的骨壁。当胚胎 7~9mm 时,两眼朝向外侧,后眶轴向前内移动,视轴也随之改轴。眶轴最后成 45°。视轴的改变与双眼单视形成有密切关系。眼眶的发育一直延续到青春期。如在小儿时将眼球摘出,则会影响眼眶的正常发育。

第三章　眼科检查法

在开始检查以前,应先询问病史,检查外眼时,可借助自然光线作一般视诊检查,再利用集合光线(斜照法)检查。眼底检查在暗室进行。必要时进一步作特殊检查。

第一节　视功能检查

一、中心视力检查

中心视力简称视力(vision),即视敏度(visual acuity),是指黄斑部中心凹的视力功能,也就是眼分辨得出小目标物的能力。视力的好坏是衡量眼机能是否正常的尺度,也是分析病情的重要依据。

视角原理:测量视力是用视力表上的字形作为标准,每个字形的构造都是根据视角来计算的。视角是指由目标物两端发出的两条光线射向内节点(此节点位于晶体后部,射入眼内光线通过节点,不发生屈折)时相交所夹的角。视网膜能辨认某一物体(或更具体地说区分两个点)时,必须在眼内形成一定的视角。正常眼能辨别最小物体(或区分最近的两个点)的视角叫最小视角,大多数正常眼的最小视角为一分角。

实验证明,正常人在 $0.5 \sim 1$ 分视角下看清物体时,其在视网膜上的物象约等于 $0.002 \sim 0.004$ mm,大致相当于锥体的直径。由此推知,分辨两个点在视网膜上单独存在的主要条件是两个感光单位(锥体)的兴奋,而在这两个锥体间至少要被一个不兴奋的锥体所隔开。如果点的象落在邻近两个锥体时,这个象就会重合而不能分辨了。

根据上述原理,各种视力表的标记都是一分视角的五倍(五分视角)作为面积而

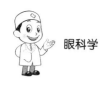

制成的。规定线条的宽度、缺口与大小都是一分视角。如国际标准视力表及标准对数视力表上"E"形字的线条宽度和线条间距,Landolt 氏视力表上"C"形字的线条与缺口大小都为一分角。视力表上的大小标记是在五分视角下,依据距离眼的远近分别制定的,如国际标准视力表上端最大标记(0.1 行)是在五分视角下,50 米距离制定的,第十行标记(1.0 行)是在五分视角下,五米距离制定的,其他各行也都在五分视角下依不同距离而制定的。

(一)远视力检查法

1. 安装视力表的注意事项

(1)表面须清洁平整。

(2)表的高度以表上 1.0 视力(对数视力表上 5.0)的标记与被检查的眼等高为准。

(3)表上必须有适当、均匀、固定不变的照明度,一般为 400~1000Lux,且必须避免由侧方照来的光线,及直接照射到被检者眼部的光线。阴晴不定的自然光线亦不适宜,以免引起不准确的检查结果。

(4)表与被检者的距离必须正确固定,国内有国际标准视力表及 Landolt 氏视力表,患者距表为 5 米。如室内距离不够 5 米长时,则在 2.5 米处置一平面镜来反射视力表。此时最小一行标记应稍高过被检者头顶。

2. 检查与记录方法

(1)检查前应向被检者说明正确观察视力表的方法。

(2)两眼分别检查,先查右眼,后查左眼。查一眼时,须以遮眼板将另一眼完全遮住。但注意勿压迫眼球。

(3)检查时,让被检者先看清最大一行标记,如能辨认,则自上而下,由大至小,逐级将较小标记指给被检者看,直至查出能清楚辨认的最小一行标记。如估计患者视力尚佳,则不必由最大一行标记查起,可酌情由较小字行开始。

国际标准视力表上各行标记的一侧,均注明有在 5 米距离看清楚该行时所代表的视力。检查时,如果被检者仅能辨认表上最大的"0.1"行 E 字缺口方向,就记录视力为"0.1";如果能辨认"0.2"行 E 字缺口方向,则记录为"0.2";如此类推。能认清"1.0"行或更小的行次者,即为正常视力。

检查时倘若对某行标记部分能够看对,部分认不出,如"0.8"行有三个字不能辨认,则记录"0.8-3",如该行只能认出三个字,则记录为"0.7+3",余类推。

(4)如被检者在 5 米距离外不能辨认出表上任何字标时,可让被检者走近视力表,直到能辨认表上"0.1"行标记为止。

(5)如被检者在1米处尚不能看清"0.1"行标记,则让其背光数医生手指,记录能清的最远距离,例如在30cm处能看清指数,则记录为"30cm指数"或"CF/30cm"。如果将医生手指移至最近距离仍不能辨认指数,可让其辨认是否有手在眼前摇动,记录其能看清手动的最远距离,如在10cm处可以看到,即记录为"HM/10cm"。

(6)对于不能辨认眼前手动的被检者,应测验有无光感。光感的检查是在5米长的暗室内进行,先用手巾或手指遮盖一眼,不得透光。检者持一烛光或手电在被检者的眼前方,时亮时灭,让其辨认是否有光。如5米处不能辨认时,将光移近,记录能够辨认光感的最远距离。无光感者说明视力消失,临床上记录为"无光感"。

有光感者,为进一步了解视网膜机能,尚须检查光定位,方法是嘱被检者注视正前方,在眼前1米远处,分别将烛光置于正前上、中、下,颞侧上、中、下,鼻侧上、中、下共9个方向,嘱被检者指出烛光的方向,并记录之,能辨明者记"＋",不能辩出者记"－",并注明眼别鼻、颞侧。

3.标准对数视力表

据我国卫生部1989年规定,《标准对数视力表》于1990年5月1起在全国实施,本表优点是可以进行视力比较、视力平均及视力统计。

(1)主要设计标准:以三划等长的E字作为标准视标,检查距离5米,1分视角作为正常视力标准(记5.0)。视力记录采用5分记录法(许氏法)。

(2)视力表的安装要求和检查方法,与国际标准视力表基本相同。

(3)5分记录法:用0~5分表示视力的等级。0分表示无光感;1分表示有光感;2分表示手动;3分表50cm手动;3.0~3.9可用走近法测出;4.0~5.3为视力表置5米处可测得视力范围。5.0为正常视力。记录时,将被检眼所看到的最小一行视标的视力按5分记录法记录。也可把小数记录附在后面如5.1(1.2)。

(二)近视力检查法

现在我国比较通用的近视力表是耶格(Jaeger)近视力表和标准视力表(许广第)。前者表上有大小不同的8行字,每行字的侧面有号数,后者式样同远视力表(国际视力表)。检查时光源照在表上,但应避免反光,让被检者手持近视力表放在眼前,随便前后移动,直到找出自己能看到的最小号字。若能看清1号字或1.0时,则让其渐渐移近,直到字迹开始模糊。在尚未模糊以前能看清之处,为近点,近点与角膜之距离即为近点距离,记录时以厘米为单位,例如J1/10厘米或1.0/10厘米,若看不清1号字或1.0,只记录其看到的最小字号,不再测量其距离。

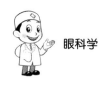

二、视野及暗点检查法

视野(visual field):当一眼注视一目标时,除了看清这个注视目标处,同时还能看到周围一定范围内的物体,这个空间范围,叫作视野。它反映黄斑部以外整个视网膜的功能。对劳动、学习和生活都有很大的影响。临床上视野检查对于许多眼病及某些视觉传导路疾患的诊断有重要意义。

正常单眼视野的范围:颞侧约90°以上,下方约70°,鼻侧约65°,上方约55°(后两者由于受鼻梁和上眼睑的影响)。各种颜色视野范围并不一致,白色最大,兰色次之,红色又次之,绿色最小,两眼同时注视时,大部分视野是互相重叠的。

暗点(scoloma):在视野范围内某一孤立的、不能看见的区域,称为暗点。暗点有两种:一种为生理性,称生理盲点,乃是视盘投射在视野上所表现的一个暗点,位于注视点颞侧15°处,呈竖椭圆形,垂看径7.5°,横径5.5°。另一种为病理性暗点,又可分为阳性和阴性两种。前者自己可以观察到;后者则不能,仅在检查时发现。根据暗点的程度,又可分相对性和绝对性两种,前者能辨别白色视标,但不能准确辨别各种颜色视标;后者根本看不见任何视标。这两种病理性暗点,均系相应部位的眼底或视路疾病所致。

(一)视野检查法

视野检查法分动态与静态检查。一般视野检查属动态,是利用运动着的视标测定相等灵敏度的各点,所连之线称等视线,记录视野的周边轮廓。静态检查则是测定一子午线上各点的光灵敏度阈值,连成曲线以得出视野缺损的深度概念。

1.面对面法(对比法)

简单易行,但准确性较差。被检者相对而坐,相距约50cm,两眼分别检查。检查右眼时,让被检查者用眼罩遮盖左眼,检者闭合右眼,两人相互注视,眼球不能转动。然后检者伸出不断摆动的食、中二指,在被检者与检者的中间同等距离处,分别在上、下、内、外、左上、左下、右上、右下等八个方向,由周边向中心缓慢移动,如果两人同时见到手指,说明被检者的视野是正常的;如果被检者比检者发现手指,则说明被检者视野小于正常。由此检者根据自己的视野(必须是正常的)对比出被检者视野的大概情况。

2.周边视野计检查法(perimetry)

视野计形式多样。主要的差别在于背景的形状与视标出现的方式。近年来,一些视野计上已配有电子计算机,可对视野作自动定量的记录。

（1）弧形视野计检查法：有简易型与投射型两种。主要用于检查周边视野，属动态检查。方法是：在自然光线或人工照明下进行，被检者坐于视野计前，下颏固定于颏架上，受检眼正对视野计中心，注视视野计弧上零度处的白色固定目标，另一眼用眼罩遮盖。视野计为180°的弧形，半径为330mm，选用适宜的视标（常用的直径为3或5mm），从圆弧周边向中心缓慢移动。嘱被检者刚一发现视标或辨出颜色时，立即告知。将此时视标在弧上的位置记录在周边视野表上。将圆弧转动30°后再查，如此每隔30°检查一次，直到圆弧转动一圈，最后把各点连接起来，就是该眼的视野范围。一般常检查白色及红色视野。

（2）Goldmann 视野计：背景为半径330mm 的半球，用六个可随意选用的不同大小光点作视标，光点的亮度可以调节，可用来作动态与静态检查。动态检查基本上同弧形视野计法。静态检查是指在经动态检查法中的可疑或查得的缺损部位所在子午线上，每隔2°～10°检查一点，将视野计上的光点视标调到正常人看不见的弱亮度，显示一秒钟，若被检眼也看不到，则间隔3秒钟后再用强一级的亮度显示，依次逐步增加，直到被检眼看见，记录此时所用的光强度，然后用坐标记录或将各点连成曲线。由此对视野缺损得出一深度概念，亦即视野的立体检查。不少学者报告，静态视野检查比动态检查有一定的优越性，对一些视网膜变性、黄斑病变、视神经炎等，能查出用一般方法不能查出的视野改变。

（二）暗点

1. 平面视野计法（campimetry）

用来检查30°以内视野有无异常，主要检查有无病理性暗点。在自然光线下或人工照明下进行。受检者坐在用黑色呢绒制成的平面视野屏前1米处，将下颏固定于颏架上，被检眼注视平面视野计中心的白色固定目标点，另一眼用眼罩遮盖，用适宜的视标（常用直径为2mm），先查出生理盲点的位置和大小，然后在各子午线上由中心到周边，或由周边向中心缓慢移动视标，并在移动中均匀地与进行方向做垂直的轻微摆动，让受检者说出何处看到视标变形、变色或消失，用黑色大头针在视野屏上做出记号。发现暗点后，要围绕此处反复检查，标出其界限，最后把结果描记于平面视野表上。检查时，如查不出生理盲点，则表示检查方法不正确或病员对检查方法还不了解。

2. 小方格表法（Amsler）

用以检查中心视野，特别是检查黄斑部早期病变的一种精确方法。它是由一个10cm 见方的黑纸板用白色线条（也可在纸上用黑线）划成5mm 见方的小方格，中央划一小点作注视固定点（也可在整个表上划两条对角线，使之在中心固定点处相交，以

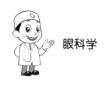

便有中心暗点的病员固视之用）。检查距离为30cm，使得每一小格的视角为1°，而整个表在眼底的形象占据整个黄斑部及其周围的小部分。检查前不应扩瞳或作眼底检查。检查时应询问被检者，能否看清整个表，有些小方格是否感到似有纱幕遮盖，线条是否变色、变形（弯曲或粗细不匀），小方格是否正方形，是否变大变小。并让被检者直接在小格上用铅笔描出弯曲变形的形态，借以判断视网膜黄斑部有无病变及其大致的范围。

三、色觉检查

正常人能辨别各种颜色，凡不能准确辨别各种颜色者为色觉障碍。临床上按色觉障碍的程度不同，可分为色盲与色弱。色盲中以红绿色盲较为多见，兰色盲及全色盲较少见。色弱者主要表现辨色能力迟钝或易于疲劳，是一种轻度色觉障碍。

色盲有先天性及后天性两种，先天性者由遗传而来，后天性者为视网膜或视神经等疾病所致。偶见于服药之后，如内服山道年可以发生黄视，注射洋地黄可以发生兰视。我国先天性色盲的发生率，男性约5.14%，女性约为0.73%。

色觉是视器的重要功能之一，色觉功能的好坏，对要求辨色力的工作具有一定的影响。而对国防军事，尤其是特种兵具有重要意义。如在空军航空兵中，必须辨别各种颜色的信号。为此，在选兵时色觉检查被列为重要的检查项目之一。

色觉检查方法较多，现多采用假同色表（色盲本）检查法。常用的国外有石原忍氏、司狄林（Stilling氏）及拉布金（pao KNH）等表，国内亦有俞自萍等检查表，通常采用其中一种检查，遇有疑问时，可有其他表来对照。

检查时，将色盲本置于明亮的自然光线下（但阳光不得直接照射在色盲本上），距离被检者70cm，让被检者迅速读出色盲本上的数字或图形，每图不得超过10秒钟。按色盲本所附的说明，判定是否正确，是哪一种色盲或色弱。

色觉检查的其他方法，有彩色绒线团挑选法、FM-100色彩试验、D-15色盘试验以及色觉镜等。

四、暗适应检查

视网膜对弱光的感受性是由杆体细胞决定的，随照明的强度而变化。当一个人由明处进入暗处时，在最初的一瞬间一无所见，以后由于杆体细胞内视紫红质的再合成，视网膜对弱光的敏感度逐渐增强，才能看到一些东西，这个过程叫暗适应（dark adaptation），临床上维生素A缺乏、青光眼、某些视网膜及视神经疾患，均可使视网膜感光的敏感度下降。

暗适应与夜间或黄昏时的弱光下视力直接有关。暗适应能力减退或障碍的人（夜盲患者），弱光下视力极差，行动困难，使得夜间工作受到影响甚至无法进行。对于部队将影响夜间执勤、行军、打仗、飞行等任务完成。因此暗适应检查，不论在临床上或军事上，都有重要的意义。

精确的暗适应检查，应用特制的仪器——暗适应计。简易的检查方法是让被检者与检者一起进入暗室，在微弱的光亮下，同时观察一个视力表或一块夜光表，比较被检者与检者（正常暗适应）能看到视力表上字标或夜光表上钟点的时间，以推断被检者的暗适应是否正常。

第二节 眼部检查

一、检查程序及各项内容要领

眼的一般检查，应当有系统地先右后左，由外向内，按顺序进行，才不致遗漏重要的体征。也应具体情况具体对待。对有穿破伤或深层角膜溃疡的眼，切忌压迫眼球（如翻眼睑等），以免加重损伤；对疼痛较重或刺激症状较明显而主要诊断已经明确者，可先做处理，待症状缓解后再做进一步检查；如果诊断尚未明确，可滴0.5%卡因液1~2次，在表面麻醉下进行检查，对小儿患者，一般不要强调系统检查，一些必要的但又带有不适感的检查或操作，如翻眼睑等，应放在最后。

兹将具体的检查程序与内容要领分别叙述如下：

1. 视力

远视力（包括小孔视力）、近视力，以及戴镜远、近视力。记录时，先记右眼，后记左眼。

2. 眼睑

注意皮肤颜色，有无炎症、水肿、皮疹、包块、压痛或捻发音；睑缘或眦部糜烂，有无内翻、外翻、倒睫、下垂、闭合不全；两侧睑裂大小是否对称，眉毛及睫毛有无脱落、变色；耳前淋巴结有无肿痛；并注意两侧眼睑是否对称，眶缘有无损伤，眶内有无肿块。

3. 眼球

有无增大、变小、突出、内陷、偏斜、震颤、各方向转动有无受限制情况。

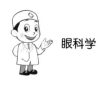

4. 泪器

泪小点位置是否正常、有无闭塞,泪囊部有无红肿、压痛、挤压泪囊部有无分泌物排出,其性质如何;泪腺区有无红肿、硬块、压痛。

5. 结合膜

有无充血,是何类型;球结膜有无水肿、干燥、血管异常、结膜下出血或色素斑,结膜囊内有无异物或分泌物,属何性质? 睑结膜血管是否清晰,有无乳头肥大,滤泡增生,瘢痕形成或睑球粘连。

6. 巩膜

注意颜色,有无充血、色素、结节状隆起、压痛。

7. 角膜

注意其大小、形状及弯曲度,是否透明、光滑,如有混浊应观察其厚薄、颜色、部位、大小、形态、深浅及是否浅色,有无浅、深层新生血管,感觉是否正常。

8. 前房

注意深浅,房水有无混浊,有无积脓或积血。

9. 虹膜

纹理是否清楚,颜色是否正常,有无新生血管、结节、震颤、有无撕裂、穿孔或异物,与角膜或晶体有无粘连,睫状体部有无压痛。

10. 瞳孔

注意大小、形状、位置、两侧是否对称,对光反射是否灵敏,有无闭锁、膜闭或残存的瞳孔膜。

11. 晶体

是否透明,位置是否正常,如有混浊要注意部位、形状、颜色、范围及程度。

12. 玻璃体

是否透明,如有混浊应注意其性质、形状、大小、位置、程度、活动度,有无纤维增殖、新生血管。

13. 眼底

(1)视神经乳头:注意其形态、大小、颜色、境界、血管状况,杯盘比例,有无缺损,有无隆起或病理性凹陷(均以屈光度数表示,屈光度相差 3D 约相当高起或陷下1mm)。

(2)视网膜血管:血管走行状态,有无扭曲、怒张、闭塞或搏动,有无微血管瘤,动脉管壁之反光度,管腔大小、动静脉之比例及交叉处情况,管壁有无白鞘。

（3）黄斑部：黄斑部中心凹光反射及附近情况，有无水肿、渗出物、出血、色素、裂洞或囊样变性。

（4）视网膜：颜色是否透露脉络膜，有无水肿、渗出、出血、游离色素、萎缩、瘢痕、新生物、新生血管和脱离（均需注意形状、大小、部位）。

小儿检查法：检查者与家长对面而坐，小儿平卧于家长膝上，家长用两肘夹住小儿两腿，用手按住小儿两臂，检查者用两膝固定小儿头部，不让乱动，即可进行检查。

二、眼科常用检查法

（一）翻眼睑法

检查睑结膜和穹隆结膜时，须翻转眼睑。翻下睑比较容易，有拇指或食指将下睑往下牵拉，同时让被检者向上看，下睑结膜即可以完全露出。翻上睑的方法有二。单手法：较常用，先嘱被检查者向下看，将食指放在上睑部的眉下凹处，拇指放在睑板前面靠近睑缘，然后两指夹住眼睑皮肤等软组织，在把眼睑向前下方牵拉的同时，食指轻轻下压，拇指将眼睑向上捻转，上睑即被翻转。此法只用一手操作，简便而较易。双手法。让被检者向下看，以一手的拇指和食指夹住眼睑中央处的睫毛和睑缘皮肤，向前下方牵引，以另一手的食指置于眉下凹处，当牵引睫毛和睑缘向前向上翻时，眉下凹处手指向下稍压迫眼睑即被翻转。如用此法不能翻转上睑，可用玻璃棒或探针以代替眉下凹处的手指，就易于翻转。检查穹隆部结膜时，于上睑翻转后，拇指将睑缘压在眶缘上并向上牵引，同时嘱被检者用力向下注视，并以另一手指在下睑部轻轻向上推挤眼球，上穹隆部即可完全露出。对有角膜溃疡及眼球穿孔伤的病员，切忌压迫眼球，以免造成更大的损伤。

（二）泪道检查法

1. 荧光素试验

先放一小棉片在受检眼同侧鼻腔下鼻道处，滴1%荧光素或2%红汞溶液等其他有色溶液在结膜囊内，经过1/2～2分钟，如有色溶液在结膜囊内消失，则证明泪小管机能正常。如经过2～5分钟，该溶液仍留在结膜囊内，且于压迫泪囊部时，无上述溶液逆流而出，则证明泪小管闭塞不通。如滴荧光素5分钟内，下鼻道处棉片染上颜色，证明泪道通畅，如棉片的染色出现较晚或一直未被染色，则应考虑泪道狭窄或不通。滴用荧光素等有色溶液时，注意勿污染被检者衣服。

2. 泪道冲洗试验

用于判断泪道是否通畅及了解泪道阴塞的部位和性质。

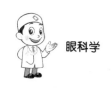

方法是用小棉签蘸 0.5 ~ 1% 的卡因溶液放于内眦部,嘱被检者闭眼夹住,3 ~ 5 分钟后取下,以麻醉泪小点,将盛有 5 ~ 10ml 生理盐水的注射器安上一泪道冲洗针头(用 6 号或 26 号针头磨钝,稍加弯曲即成),垂直插入下或上泪小点,约 1.5 ~ 2mm 深,随之慢慢把针头转为水平,沿泪小管缓慢伸入,碰到骨壁后稍向后退一点,固定针头徐徐注入生理盐水。泪道通畅时,注射进无阻力,液体全部流到鼻腔或咽部;部分泪道狭窄者,一部分液体流到鼻腔或咽部,另一部分自上泪点反流,而且阻力较大;泪道阻塞者,液体全部自上下泪小点返流。如反流液带有黏液或脓性分泌物,证明是慢性泪囊炎。

如泪小点过小,应先用泪点扩张器加以扩大。方法是:表面麻醉后,将泪点扩张器垂直放在泪小点,轻轻旋转,使之插入泪小点,再进入泪小管以达到扩张的目的,然后再行泪道冲洗。

3. X 造影法

为进一步了解泪道的形状,闭塞及狭窄的部位,泪囊大小等,可行泪道 X 线造影。造影剂多用碘化油,亦可用 75% 泛影葡胺。

三、斜照法及斜照配合放大镜检查法

斜照法是右手持聚光电筒从病员的侧面照射被检眼,左手的拇指和食指分开上下眼睑,以便检查结膜、角膜、前房、虹膜、晶体等。

斜照法配合放大镜检查法:检者右手拿聚光电筒,从侧面集光于所要检查的部位,左手拇指和食指拿一个约 10 倍的放大镜,中指轻轻牵引上睑,无名指可向下牵拉下睑以开大睑裂。检者的眼睛靠近放大镜,同时调整放大镜与受检眼的距离,就能清楚地看到所要检查部位,例如角膜异物、血管翳及角膜后沉降物等,如果检查者改戴双目放大镜,操作就比较简易了。

四、荧光素染色法

角膜、结膜上皮损伤或有溃疡时,可被荧光素染色,方法是点无菌的 1% 荧光素液于结膜囊内,然后用生理盐水冲洗,亦可用玻璃棒蘸少量药液于结膜囊内,进行观察。此时可见角膜、结膜破损处有嫩绿色着色,上皮完整处不染色。如有角膜瘘,点荧光素后作轻压眼球,可见角膜表面布满黄绿色荧光素,而在瘘管处则有液体流出,状如清泉外流。操作时注意勿污染被检者面部及衣服。由于荧光素易被细菌污染,近来主张改用消毒荧光素滤纸,使用时将其一端用生理盐水浸湿后,与结膜相接触,泪液呈黄绿色,角膜损伤处染色。

五、角膜知觉检查法

用以检查角膜感觉是否正常。如当发现有角膜炎或溃疡而无显著刺激症状时,应做角膜知觉检查,以确定三叉神经有无机能减低或麻痹症状。方法是将一块消毒棉花搓成尖形条,用其尖端从眼的侧面或下方轻触角膜表面,如果知觉正常,就会立即发生反射性瞬目运动;如反射迟钝,即为知觉减退;如果无任何反应,则为完全麻痹,并应同时检查另眼作比较。

六、裂隙灯显微镜检查法

裂隙灯活体显微镜,简称裂隙灯,是由光源投射系统和光学放大系统组成,为眼科常用的光学仪器。它是以集中光源照亮检查部位,便与黑暗的周围部呈现强烈的对比,再和双目显微放大镜相互配合,不仅能使表浅的病变观察得十分清楚,并且可以利用细隙光带,通过眼球各部的透明组织,形成一系列"光学切面",使屈光间质的不同层次、甚至深部组织的微小病变也清楚地显示出来。在双目显微镜的放大下,目标有立体感,增加了检查的精确性。因此,裂隙灯检查在眼科临床工作中占有重要的地位。

检查在暗室进行。首先调整病人的坐位,让病人的下颌搁在托架上,前额与托架上面的横档紧贴,调节下颏托架的高低,使睑裂和显微镜相一致。双眼要自然睁开,向前平视。光源投射方向一般与显微镜观察方向呈30°～50°角,光线越窄,切面越细,层次越分明。反之,光线越宽,局部照明度虽然增强了,但层次反而不及细隙光带清楚。为了使目标清晰,检查时通常都是将投射光的焦点和显微镜的焦点同时集中在需要检查的部位上,在作特别检查时(如侧照法,后照法等),则两者间的关系必须另行调整。如需检查晶状体周边部、玻璃体或眼底时,应事先将瞳孔充分放大,光源与显微镜的角度应降至30°以下,显微镜随焦点自前向后移动,被检查的部位可从角膜一直到达眼底。但在检查后部玻璃体、视网膜以及眼底周边部时,如果加用前置镜或三面镜,光线射入角应减少至5°～13°或更小。

三面镜又名三面反射接触镜,有三个反射面,此镜的中央部分(a)可供检查黄斑部周围30°以内的眼底,三个反射镜面的倾斜度各不相同,镜面(b)与前方平面呈75°倾斜角,可供检查30°至赤道部的眼底;镜面(c)成67°倾斜角,可供检查赤道部至周边部眼底;镜面(d)成59°倾斜角,可供检查前房角和锯齿缘。放置方法是先在被检眼滴0.5%的卡因2～3次,然后把已清洗、消毒的三面镜安放在被检眼上,安装方法同前房角镜使用法。三面镜中看到的眼底是代表对侧的部位。例如镜面在上方看到的是下方眼底,但此时左右关系不变;镜面在右侧,看到的是左侧的眼底,此时其上下的关系

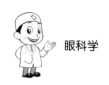

不变。如将三面镜顺序旋转则可看到眼底全部。三面镜检查可观察周边部眼底,鉴别出血、囊样变性和视网膜裂孔。压陷接触镜是由三面镜和锯齿缘部巩膜压迫器联合构成,主要使用 59° 的镜面,利用压迫器在锯齿缘附近向眼球中心压迫,使眼球壁向内突起,可以在瞳孔极度扩大的情况下检查眼底锯齿缘附近的视网膜、锯齿缘、睫状体和玻璃体基部。

七、前房角镜检查法

前房角镜(gonioscope)有直接(折射式)和间接(反射式)两型。间接型可借助裂隙灯显微镜照明并放大,使房角结构清晰可见,已广泛应用,使用时与一般裂隙灯检查方法相同。

使用前应将前房角接触镜用肥皂水洗净,清水冲洗,拭干后浸于 1: 6000 升汞液中 15 ~ 30 分钟待用。安放时,先在结膜囊内滴 0.5% 的卡因 2 ~ 3 次,令患者眼向下看,检查者把患眼的上睑向上提起,将盛满 1% 甲基纤维素或生理盐水的接触镜安放在结膜囊内,令患者双眼轻轻紧闭,以防脱落,使用时镜面与角膜空隙内不许有气泡,方能保持一个完整的屈光间质,有利于检查。正常前房角镜所见:

1. 房角前壁

(1)前界线,即 Schwalbe,是一条灰白色发亮略突起的细线条,为后弹力层止端,也是角膜与小梁的分界线。

(2)小梁网(trabecular meshwork)亦称滤帘,是一条较宽的浅灰色透明带,随着年龄的增加,透明度降低,呈白色、黄色或深棕色,它的后中部可隐约透见巩膜静脉窦,其上常有色素附着,是房水排出的主要区域。

(3)巩膜突,是紧接小梁网之后的一条极窄的黄白色带。也是前壁的终点。

2. 房角后壁

为虹膜根部,是衡量前房角宽窄的主要标志。如虹膜根部位置靠前,虹膜末卷隆起,则房角后半部的结构都被阻挡而看不见,房角就窄。反之,虹膜平坦,位置靠后,房角隐窝就能清楚显示。

3. 房角隐窝

房角隐窝又称睫状体带,介于巩膜突与虹膜根部之间,由睫状体前端的构成,为一条灰黑色带。有时可见到一些棕黄色树枝状分叉条索,横跨在房角隐窝的前面,称为梳状韧带。这是哺乳动物的残遗组织,不影响房水排出。

检查前房角时先作静态(原位状态)的观察,以区分其宽窄。病人两眼向前方平视,前房角镜放在角膜正中位置,不施加压力,这样就能准确地看到房角的本来状态。窄角者可用动态观察,就是嘱病人稍向某一方向注视,并将前房角镜略倾斜,使房角的结构尽可能地看清楚,以区分窄角的等级。检查时先把房角镜的反射镜置于上方,观察下方房角,然后将裂隙灯光及镜面横向或垂直移动,把四周都看清,写出检查结果。

前房角的宽窄及其在眼内压波动时的宽度变化情况,对诊断和治疗各种青光眼有重要价值。此外,前房角镜检查对前房角的异物或虹膜根部肿瘤、新生血管等的诊断也有帮助。

八、检眼镜检查法

用以检查眼的屈光间质(角膜、房水、晶状体及玻璃体)和眼底(视盘、视网膜及脉络膜),是眼科的常用检查方法。检查在暗室进行。一般不必扩瞳。如需详细检查,可滴 2% 后马托品液 2 ~ 3 次或滴 0.5% ~ 1% 托吡卡胺 1 ~ 2 次扩瞳。40 岁以上则用 2% ~ 5% 去氧肾上腺素溶液扩瞳,并在检查后滴缩瞳药。扩瞳前应注意排除青光眼。检查方法分直接检查法与间接检查法两种:

(一)直接检查法

能将眼底像放大约 15 ~ 16 倍,所见为正像,可看到的眼底范围小,但较细致详尽,亦可方便地用于检查眼的屈光间质。检查用具为直接检眼镜,自带光源,在观察孔内装有球面透镜转盘,可于检查时用来矫正检查者与被检者的屈光不正。检查方法如下:

(1)用彻照法检查眼屈光间质(角膜、房水、晶体、玻璃体)有无混浊。将检眼镜转盘拨到 +8D ~ +12D,使检眼镜子的光线自 10 ~ 16cm 远射入被检眼内,此时通过镜的观察孔可看到被检眼瞳孔区呈现一片橘红色眼底反光。然后由远而近依次观察被检眼的角膜、前房、晶体及玻璃体(一直可以看到离正视眼底约 4mm 处)。如屈光间质有混浊改变,则在橘红色的反光中可见到黑影,此时嘱病员转动眼球,漂浮的黑影是玻璃体的混浊,固定的黑影是角膜或晶体的混浊。检查时还可将正镜片度数逐步减小,度数越小越接近眼底,用以估计混浊的位置。

(2)检查眼底:被检者可取坐位或卧位,两眼睁开,向前方注视。检查右眼时,检者右手拿眼镜,站在(或坐在)被检者的右侧,以右眼观察眼底(称为"三右")。检查左眼时相反"三左"。检查时被检者不戴眼镜,检者可以戴镜,检者与被检者尽量靠近,但不要触及被检者的睫毛和眼、面部。在检眼镜的光线透入被检眼内的同时,检者通过观察孔窥见被检者眼底,如不能看清,可旋转正、负球面透镜转盘,即能得到清晰

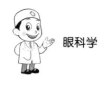

的眼底像。

（二）间接检查法

间接检眼镜能将眼底放大4.5倍，所见为倒立的实像，看到的范围大，一次所见可达25°～60°，立体感强，景深宽，对视网膜脱离、皱襞等不在眼底同一平面上的病变，可以同时看清。如配合巩膜压迫器，亦可看清锯齿缘乃至睫状体扁平部等眼底最周边的部分。眼底镜上配有半透明、半反射的侧视镜，可作为示教用。

新型双目间接检眼镜，戴在医生头部，内装有强光源及聚光调节系统，使投射出来的光线能靠近检者的左右眼视线，以利检者双眼观察之用。

检查时，被检者采取坐位或卧位，检查距离为50cm左右，检者用拇、食指持+13D～-28D的透镜（为了提高像质，现多采用非球面透镜），以无名指及小指靠在被检者额部作为依托，并提起上睑，透镜在被检者眼前4～9cm范围内移动，直至见到眼底影像为止。

（1）视盘：位于眼球后极偏鼻侧约3～4mm，直径约1.5mm，呈椭圆形、色淡红，但颞侧颜色稍淡。边界清楚，上、下方因视神经纤维拥挤，稍呈模糊状态。颞侧边缘常有黑色弧，为视网膜色素上皮过度伸入形成。视盘中央呈漏斗形凹陷，颜色较白，称为生理凹陷，此凹陷的大小、深浅不一，但绝不会到达视盘边缘。有时在凹陷内可见暗灰色小点，为透明的巩膜筛板孔。凹陷与视盘垂直直径之比称为杯盘比（C/D），应记录之。

（2）血管：视网膜中央动脉和静脉穿过视盘，分出上、下两支，再分成鼻上、颞上、鼻下、颞下四支，又分为许多小支，分布于整个视网膜。这些血管分支彼此不相吻合。动脉色鲜红，管径细而较直，中央有鲜明的反射光条，宽约为管径的1/3。静脉色暗红，管径稍粗而较弯曲，管腔的反射较暗而细小。动脉与静脉的比例约为3:4或2:3。在视盘内，有时可见静脉搏动，为正常现象。动脉如有搏动，则为病理现象。

（3）黄斑部：位于视盘颞侧稍偏下，距视盘约2个视盘直径（PD）处，范围约为1PD大小，通常是一个圆形区域，较眼底其他部位稍暗，呈暗红色。颞上及颞下血管小支弯向此处，但黄斑中央部并无血管可见，其正中有一中心凹，呈现很强的点状反光，称中心凹光反射。

（4）眼底的一般形态：视网膜本身是透明的，检眼镜灯光照射之下整个眼底呈现弥漫性橘红色，这是由于视网膜色素上皮及脉络膜的色素加脉络膜毛细血管内血液的色泽所形成。色素多者眼底颜色较深，色素少者可透见脉络膜血管，如果脉络膜色素较多而聚于血管之间，即呈现出红色和褐色相间的条纹状，称豹纹状眼底。儿童时期视网膜表面反光较强，尤以血管附近更为显著。

检查周边眼底时,最好予以扩大瞳孔,嘱病人将眼球转向一侧,检者亦应将头适当倾斜。

九、眼压检查法

1. 指测法

让被检者向下看,检者用两手食指在上睑上部外面交替轻压眼球,检查双眼,以便对比两眼的眼压,眼压高者触之较硬,眼压低者触之柔软,也可和正常的眼压相比较。此法可大概估计眼压的高低,所得结果可记录为正常、较高、很高、稍低或很低。

2. 眼压计测量法(tonometry)

修兹(Schiotz)(压陷式)眼压计测量法,为常用的测量法,测量前应先向被检者作适当的说明,取得被检者的合作,然后让被检者仰卧,两眼滴0.5%的卡因溶液2~3次面面麻醉。测量前应校正眼压计(把眼压计竖立在小园试板上,指针指向零度时方为准确),用75%的酒精消毒眼压计足板,等酒精干后即可使用。检查时被检者两眼自然睁开,向天花板或某一固定目标点(常用被检者自己的手指)直视,勿转动,检者用左手指轻轻分开上、下眼睑并固定在上、下眶缘,切勿压迫眼球,右手持眼压计的把手,将眼压计垂直下放,将足板轻轻放在角膜正中央(使眼压计自身重量完全压在角膜上,但注意切不可施加任何其他压力),迅速记录眼压计指针所指刻度,将此刻度对照眼压计换算表,查出眼压值。此种眼压计一般有三种不同重量的砝码5.5克、7.5克及10克。通常先用5.5克检查,如指针刻度小于3,则应加重砝码重测,一般先后测5.5克及10克两个砝码,以便相互核对及校正眼压。测完后滴抗生素眼药水,拭净眼压计足板。

压平眼压计:如Perkins手持式压平眼压计,坐、卧均可测量,较为方便,Goldmann眼压计则装配在裂隙灯上,取坐位测量。二者所得数值极接近。但前者在临床上应用较方便。

非接触眼压计(NCT)测量法:系应用自动控制装置吹出一定压力的气流,在一定的距离吹压角膜,并用光学方法自动检测被气流吹平的角膜面积。当气流吹压角膜达到固定面积(直径3.6mm)时,根据瞬间的气流强度,用电子计算机自动换算出眼压数值。此法器械不接触角膜,故不需麻醉,操作简便,而且可以避免交叉感染或角膜上皮损伤,故对大规模眼压普查尤为适用。

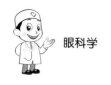

十、斜视检查法

(一)遮盖法

是检查眼外肌功能是否正常或平衡的一种方法。只能定性,不能定量。一般可以查出具有5度以上的隐斜视或斜视。

检查方法有两眼交替遮盖法及单眼遮盖法。先作两眼交替遮盖法,如果查出有眼位不正现象,再作单眼遮盖法。

1. 两眼交替遮盖法

让被检者面对光亮处,两眼注视远处(五米外)或近处(33cmm)目标。先观察双眼位置是否平衡,然后用一不透光的遮眼器或手掌反复交替遮断左、右眼的视线。使被检者两眼没有同时注视的机会,观察在轮换遮盖的瞬间,去掉遮盖的眼球有无转动现象。

正位者:换遮他眼时,去除遮盖的眼不转动,被遮盖眼也不见眼球偏斜。

斜视者:换遮他眼时,去掉遮盖的眼球立即从偏斜位置向前方注视目标方向转动,而被遮眼则偏斜。

2. 单眼遮盖法

受检查者两眼注视远处(五米处)或近处(33cm)目标,用遮眼器或手于一眼前反复遮盖与除去(另眼始终不加遮盖),观察两眼是否转动,然后用同法检查另眼。

隐斜视:未遮眼始终固视目标不动,另眼遮盖时偏斜,去遮时又能转至注视目标位置,向内转动者为外隐斜,向外转动者为内隐斜,向下方转动者为上隐斜。

单眼性斜视:假设右眼为单眼性斜视。遮盖右眼让左眼注视目标时右眼偏斜,去除右眼遮盖时,两眼均在原位不动。反之遮盖左眼(正位眼),让右眼注视目标时,则左眼偏斜;但当去掉左眼遮盖时,左眼立即恢复原来注视位置,而右眼则偏向斜视方向,出现两眼均有转动。

交替性斜视:遮盖右眼嘱左眼注视目标,或遮盖左眼嘱右眼注视目标,当去掉遮盖时,两眼均保持原位不转动。

(二)角膜映光法(Hirschbeng 法)

是一个检查显性共同性斜视的粗略方法,比较适用于幼儿及弱视,或不能进行详细检查的患者。

方法:在受检者正前方33cm处置一灯光,嘱注视之。如角膜光反射点位于两眼瞳孔中央则为正位眼;如果角膜光反射出现于一眼瞳孔正中央,而另眼在瞳孔缘,则偏斜约 10 ~ 15 度；在角膜缘上，则偏斜约 45 度；在角膜中心与角膜缘之间的中点处，则斜视度约为 25 度。（注：每偏斜 1mm 约相当于斜视弧 7 ~ 7.5 度）。

（三）视野计法

用于检查显性斜视的斜视角，检查时按视野检查法将受检者头部固定于颏架上，检查视远斜视角时，斜视眼正对视野计弧的中心点处，使健眼注视正前方 5 米处目标；检查视近斜视角时，双眼连线的中点（即鼻根部）正对视野计弧中心点处，健眼则注视视野弧上中央零度处目标点，然后以手电筒或烛光在视野计上往返移动，检者也随灯光移动，使检者的眼、灯光、受检者的眼保持在同一直线上，当灯光映在斜视眼瞳孔中央时，记录灯光在视野计上的刻度，即为斜视的度数。

（四）马多克（Maddox）杆检查法

主要用于检查隐性斜视。马多克杆（简称马氏杆）由多根小玻璃杆彼此平行排列构成，由于柱状透镜具有与其轴平行的光线通过不屈折，与轴垂直光线屈折的性质，因之通过马氏杆看光源（点状），成为一条与柱镜轴垂直的光条。检查在暗室进行，嘱受检者注视 5 米处一灯光。

（1）检查水平方向眼位时，在眼前戴一水平放置的马氏杆，如受检者所见垂直光条穿过灯光，则无水平方向之斜位；如果垂直光条偏于灯光的一侧，则有水平方向之隐斜视。垂直光条在戴马氏杆眼的同一侧（右眼戴马氏杆，光条在光的右侧）时内隐斜；垂直光条在对侧（右眼戴马氏杆，光条在灯光的左侧）是为外隐斜。

（2）检查垂直眼位方向时，右眼前戴一垂直放置的马氏杆，如受检者所见水平光条穿过灯光点，则无垂直方向的斜视。如水平光条偏于灯光的上或下，则有垂直方向的隐斜视。光条在下为右眼上斜视；光条在上为左眼上斜视。

第三节　眼的特殊检查

一、眼底荧光血管造影法

眼底荧光血管造影是将能产生荧光效应的染料快速注入血管，同时应用加有滤色片的眼底镜或眼底照相机进行观察或照像的一种检查法。由于染料随血流运行时可动态地勾画出血管的形态，加上荧光现象，提高了血管的对比度和可见性，使一些细微的血管变化得以辨认；脉络膜和视网膜的血供途径和血管形态不同，造影时可使这两

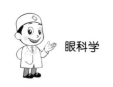

层组织的病变得到鉴别;脉络膜荧光可衬托出视网膜色素上皮的情况;血管壁、色素上皮和视网膜内界膜等屏障的受损可使染料发生渗漏,这样就可检查到许多单用眼底镜发现不了的情况,而且利用荧光眼底照相机连续拍照,使眼底检查结果更客观、准确和动态,从而为临床诊断、预后评价、治疗、疗效观察以及探讨发病机理等提供有价值的依据。

(一)操作前的眼底检查和准备事项

应根据情况预先用眼底镜、前置镜或三面镜对眼底作全面检查,询问病人有无心血管及肝肾疾病史,变态反应及药物过敏史,告知病人荧光素可引起恶心、呕吐、荨麻疹、低血压、皮肤暂时性黄染等反应。药物 24~48 小时后经小便排出,因而小便可以变黄。

充分散大瞳孔。准备好各种急救用品如 1:1000 肾上腺素,注射用肾上腺皮质激素、异丙嗪、氨茶碱及间羟胺等,以备急需。

(二)操作步骤

在暗室中进行。先在兰色光波下观察眼底检查部位的情况,注意有无假荧光,为了观察病人对荧光素有无过敏反应,先取 10% 荧光素钠 0.5ml 加入无菌等渗盐水 4.5ml 稀释,作为预测试验,缓慢地注入肘前静脉,询问病人有何不适。如无不良反应,可调换盛有 10% 荧光素钠 5ml 或 20% 荧光素钠 2.5~3ml 注射器,于 10 秒钟内迅速注入肘静脉内,注射宜快,但不可漏出,方可使进入血管之荧光素钠很快达到较高的显影浓度,注射开始时,必须计时。

如果作荧光眼底照相,注射前应拍彩色眼底照片和不加滤光片的黑色照片各一张,肘前静脉注入荧光素钠后 5~25 秒钟,采用配备有滤光片系统装置的荧光眼底照相机立即拍照,拍照间隔时间随病情而定。

(三)荧光造影分析

1.臂-视网膜循环时间

臂-视网膜循环时间荧光素从肘前静脉注射后,经右心→左心→主动脉→颈总动脉→颈内动脉→眼动脉而到眼底,为时 7~12 秒(但亦有长达 15~30 秒者),两眼相差不能超过 0.5~1 秒。

2.视网膜血循环的分期

视网膜血循环的分期及荧光形态荧光素钠经眼动脉流入睫状动脉及视网膜中央动脉系统,后者又由视网膜中央动脉主干→小动脉→毛细血管网→小静脉→视网膜中央静脉→眼静脉。在不同阶段,国内外学者有不同的分期法。Hayreh 分期为:①视网膜动脉前期:此期脉络膜先出现地图状荧光,视盘出现淡的朦胧荧光色,如有睫状视网膜动脉存在,也显荧光。②视网膜动脉期:见于脉络膜血管充盈约 0.5～1 秒钟后,并在 1～2 秒内迅速分布至全部动脉系统。染料首先现在血柱中央成为轴流,在分支处被分为 2 股,各沿分支一侧流动,形成一侧有荧光、一侧无荧光,谓之动脉层流。此其内静脉完全不显荧光。③视网膜动静脉期:视网膜动静脉完全充盈,毛细血管呈现网状,当充满染料的一支或数支小静脉进入大静脉时,染料便先沿着这一侧的静脉边缘向视盘方向流动,在静脉血管内的一侧或两侧呈现荧光而中央则无荧光,称为静脉层流。此期主要表现是染料在动、静脉中显影浓度比较均匀一致。④视网膜静脉期:1～2 秒后动脉荧光浓度逐渐下降或消失,而静脉荧光均匀一致。⑤后期:是指注射荧光素钠后 10～15 分钟,静脉还存在淡淡的残余荧光。

3. 脉络膜血循环的荧光形态

在荧光未进入神盘上中央动脉之前 0.5～1 秒钟间,首先在黄斑周围显示模糊不清的花斑状荧光,随着荧光素进入视网膜血管中,则整个背景除黄斑部外,呈现条状、斑状及网状背景荧光。由于黄斑区的色素上皮较厚,脉络膜色素较密集,视网膜神经上皮层中的叶黄素等含量较多,正常情况下黄斑区看不见脉络膜荧光,称之为黄斑暗区。

4. 视盘荧光形态

①深层朦胧荧光,出现在动脉前期,呈模糊的亮斑,不超过视盘范围。②浅层葡萄状荧光,出现在动脉早期,荧光较亮,可分辨出毛细血管,不超过视盘范围。③视盘上表层辐射状毛细血管荧光:出现在动静脉期,超过视盘范围。约在视盘缘外 1/2～1PD 以内区域。④晚期视盘晕轮,出现在造影后期,视盘缘有弧形或环形的模糊荧光轮,范围始终不超过视盘边缘。

5. 异常眼底荧光

(1)自身荧光:指在注入造影剂之前所拍的照片上,由于反射率高的白色眼底部位(如视盘、脂类沉着斑、有髓神经纤维、脉络膜萎缩斑、白色突出物、白色巩膜暴露区等)在照片上出现的荧光而言。

(2)假荧光:是由于激发片和屏障片组合不适当,在二者波长的重叠区所透过的兰色青光而造成。

(3)高荧光,即荧光增强,常见的有:①透见荧光,特点为与早期的脉络膜荧光同时出现,其大小、形态、亮度很少或没有变化,且随脉络膜荧光消失而消失,是由于色素

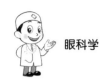

上皮的脱色素或萎缩,脉络膜荧光的透过增强所致。又称"窗样缺损"(window defect)。②异常血管荧光,因眼部炎症、肿瘤、外伤、变性、先天异常所致血管异常(新生血管、微血管瘤、毛细血管扩张、侧支循环、血管短路以及双循环等),而出现的异常血管荧光。③渗漏(leaks):特点为在动静脉期出现,其范围逐步扩大,其亮度随之增强,视网膜脉络膜荧光消退后持续存在,长达数小时,是由于视网膜血管内皮和色素上皮屏障受到破坏,染料渗入到组织间隙,形成渗漏,其表现可为池样充盈(pooling),或呈组织染色(staining)。

(4)低荧光,即荧光减弱或消失。其表现有2种,一是荧光遮蔽,如玻璃体和视网膜内出血、渗出、机化膜、肿瘤、变性等均可遮蔽视网膜和脉络膜荧光。二是充盈缺损,由于任何原因导致眼底血液循环障碍,荧光达不到供应区,造成荧光充盈减少,甚至完全没有。

二、视觉电生理检查法

(一)眼电图(EOG)

眼电图是测量在视网膜色素上皮和光感受器细胞之间存在的视网膜静电位。根据在明、暗适应条件下视网膜静止电位的变化,可反映光感受器细胞的光化学反应和视网膜外层的功能状况,也可用于测定眼球位置及眼球运动的生理变化。视网膜的电反应是来自结构复杂的视网膜神经网状组织。视网膜感光上皮为正电位,色素上皮方向为负电位,二层间电位差可达60mV。正电位可向前传到角膜,负电位向后传到巩膜后面。当眼球转向内眦角时,正极的角膜移近内眦角而负极的后极移近外眦角。反之向外眦角转动就得到相反的结果。于暗、明适应条件下在被检者内、外眦角各置一电极所检测到的电流随眼球的转动而变化,记录下来的电位就是眼电图。

操作记录法:目前只有使用较间接的方法,在内、外眦角皮肤上各置一氯化银电极,患者头部固定,眼注视一个在30度内作水平移动的红灯。因为眼球的电轴跟随眼球的转动而改变,所以内、外眦角电极的电位也不断变化,比较明、暗适应下的这种变化并将此电位加以放大及记录,即得眼电图。

临床应用:EOG异常只表明视网膜第一个神经元突触前的病变,也即视网膜最外层的病变。它的价值是能较客观地反映出器质性病变。

(1)视网膜色素变性,某些药物性视网膜病变、脉络膜缺损、脉络膜炎、维生素A缺乏、夜盲、全色盲、视网膜脱离等眼病,在光亮照明下EOG的上升值可以较低或完全不上升。

（2）对某些视网膜感光上皮遗传变性患者,在年幼时还未出现临床症状前也可查出异常,甚至对这些疾病的基因携带者也可查出 EOG 低于正常。

（3）对年幼不合作患者或眼球震颤者也可进行 EOG 检查。

（二）视网膜电流图

视网膜受到迅速改变的光刺激后,从感光上皮到两极细胞及无足细胞等能产生一系列的电反应。视网膜电流图就是这些不同电位的复合波。正常视网膜电流图有赖于视网膜色素上皮、光感受器、外网状层、双极细胞、水平细胞、无足细胞、Müller 细胞及视网膜脉络膜血循环等的正常功能。这些因素中的一种或多种受累都可导致 ERG 异常,所以视网膜电流图主要是反映视网膜外层的情况。小的损伤,如黄斑区的病变,因为受累的感光上皮为数很少,ERG 不出现反应;视神经萎缩,因受累的部位主要是在神经节细胞,ERG 正常,亦不出现反应。

将一电极放置在角膜上,另一电极放置于最靠近眼球后部的眶缘部分,当视网膜受到光刺激时,通过适当的放大装置将视网膜电位变化记录下来,即为视网膜电流图。近年由于记录技术的进步,在 ERG 原有主要成分基础上,又先后发现了一些新的成分。

临床应用:视网膜电流图在临床上常用于视网膜循环障碍疾病、遗传性视网膜变性(如视网膜色素变性等)、糖尿病性视网膜病变、视网膜脱离、眼外伤(如视网膜铁质沉着症以及交感性眼炎等)、夜盲、青光眼、白内障、色盲等疾病的诊断。

（三）视觉诱发电位

VEP 代表第三神经元即神经节细胞以上视信息的传递状况。其检查的目的是用以推测自视网膜到大脑皮质之间传导纤维的健康状况以及视皮质功能活动状况。当视力丧失患者的 EOG 和 ERG 检查都正常时,则病变在神经节细胞以上到大脑皮质之间。在此段落的病变除视野检查外,VEP 是唯一有效的检查方法。

VEP 的刺激讯号有闪光与图形两种。如病人不能保持合作或视力极差者,可用闪光刺激,可以测出枕叶皮质是否接收到从视网膜来的信息,称闪光 VEP。如果患者的视网膜电流图正常而要鉴定患者视力障碍是否起源于大脑皮质,则此刺激必须经过大脑皮质分析而感觉到的。皮质神经元对线条的刺激反应比闪光更明显。因此可以使用棋盘或斜线图案结构作为刺激,称图形或结构 VEP。

操作方法:病人在暗室内,有效电极置于枕叶头部皮肤,无效电极置于耳垂或其他部位,接受的 VEP 信号图象经电子计算机叠加平均处理,由放大器在示波器上显示。

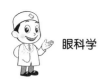

（1）视力客观测定用于儿童及不能言语者,通过此测定还可以研究人视力的发育、伪盲的鉴别和客观视野的测定。

（2）黄斑区病变在大脑视皮质区,来自视网膜黄斑中心凹神经元分布的约占一半,因此,特别能反映视网膜中心凹区域的病理生理状态。

（3）视神经疾患视神经炎急性期,VEP可能消失,通常阳性峰潜时延迟。多发性硬化病（脱髓鞘病变）则更为明显。亦有人用闪光VEP来发现尚未表现症状的视路病变和伴用图形VEP,以确定视野缺损部位。

（4）弱视可作鉴别诊断的依据。癔病性弱视者,其VEP正常。斜视性弱视者在两眼对比中,可因VEP变化而早期发现。

（5）对于颅脑损伤后功能或器质性视觉障碍者,亦可作出判断。由于意识方面引起,即心理性者,其VEP正常。

三、对比敏感度

对比敏感度是测定视觉系统辨认不同大小物体空间频率（周/度）时,所需的物体表面的黑白反差（对比度）,用以评价视觉系统对不同大小物体的分辨能力,因此它是一种新的视觉功能定量检查法。

测定对比敏感度是记录视觉系统感受不同空间频率,正弦光栅时所需阈值的倒数,称对比敏感度函数（CSF）。对比度随实际物体的空间频率而变化,对比敏感度亦随视觉状态而变化,可以将所得的阈值以曲线图表示。在青光眼和视神经疾患的早期即可出现对比敏感度的异常。

对比敏感度测量仪:包括产生光栅的临视器（monitor）和记录系统。

四、伪盲检查法

患者只有视力减退:但外眼及眼底均无异常,在排除弱视与神经科疾患后,应考虑伪盲的可能性。

（一）普通伪盲的种类

①伪装视力完全消失。

②伪装视力减退。患者为避免行动困难或恐怕伪装不够逼真,故伪装多为单眼性,伪装双眼全盲者少见。

（二）伪盲检查法

1. 伪装单眼全盲检查法

（1）令患者两眼注视眼前的一目标，伪盲者多故意往其他方向看。

（2）检查健眼的视野，但并不遮盖盲眼，如果所得的鼻侧视野超过60°，可怀疑为伪盲。

（3）令患者朗读一横行书报，头与读物固定不动，将笔杆垂直放在两眼与读物之间，如患者阅读顺利，则证明是用双眼注视读物，患者必为伪盲。

（4）在试镜架上，好眼前放一个+6.00屈光度的球镜片，患眼前放一个+0.25屈光度的球镜片，如患者能看清6米处的近距离视力表时，即为伪盲。

（5）令患者注视前方一点，伪盲眼前置-6三棱镜，底向内或向外均可，如伪盲眼原来有视力，为避免发生复视，该眼必向内（底向外时）或向外（底向内时）转动。

（6）令患者两眼注视前方一点，好眼前置-6三棱镜，底向上或向下放，如患者发生复视，则为伪盲。

（7）利用同视机作检查，可用视角在10°以上较大的两眼同时知觉画片。在正常位，如能看到狮子进笼或蝴蝶进网拍，则表示有双眼同时视功能存在，所谓患眼必为伪盲。

（8）将健眼用绷带包扎，用锐利的或尖锐的带刀物，作突然猛刺盲眼姿势，观察共有无反射性眨眼运动。

2. 伪盲单眼视力减退的检查法

（1）遮盖好眼，令患者站在6米远的视力表前，记录所看的字行后，再令患者在4米远处看视力表，如仍坚持只能看出6米远看的那一行，即可证明该眼为伪装视力减退。

（2）记录两眼单独视力，然后在所谓患眼前置一个低度球镜片或平面镜片，好眼前置一个+12.00屈光度球镜片，令患者同时看视力表。如果所得视力较患眼单独视力更好时，则证明患眼为伪装视力减退。

（3）视觉诱发电位（VEP）检查法，用这种视电生理检查可测出其他方法所不能获得的任何人或动物的视力，这是目前被认为是最精确、客观和可靠的伪盲检查法。

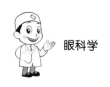

第四章　眼睑病

第一节　概述

1. 结构与功能特点

眼睑呈帘状结构,分上、下睑两部分。上睑较下睑宽大。眼睑能遮盖眼眶出口,覆盖眼球前部,其主要功能是保护眼球。眼睑皮肤薄而富于弹性,以适应眼睑运动的需要。眼轮匝肌和提上睑肌的有机配合,使眼睑与眼球表面紧密贴合,但又启闭自如。眼睑反射性的闭合动作,可使眼球避免强光刺激和异物侵害。眼睑经常性瞬目运动,可及时去除眼球表面的尘埃或微生物,将泪液均匀地散布于角膜表面,形成泪膜,防止角膜干燥。睑缘之前长有睫毛,可以除却灰尘及减弱强烈光线的刺激。

2. 眼睑病的种类

眼睑在颜面占据主要位置,眼睑的疾病常影响容貌。眼睑皮肤是全身皮肤的一部分,因此全身皮肤病变都可在眼睑发生,如接触性皮炎、病毒性睑皮炎、鳞状细胞癌、基底细胞癌等。许多眼睑病的发生,与眼睑开闭功能或眼球位置关系失常有关,如睑内翻、睑外翻和上睑下垂等。许多眼睑病的诊断,只需肉眼观察就可以得出。即使对肿瘤进行病理检查,取材也比较容易。

3. 眼睑病治疗的注意事项

要注意保持眼睑的完整性及其与眼球的正常关系,维持眼睑的功能。例如,在处理眼外伤时,应按照眼睑的解剖结构分层缝合,在清创时,不应切除皮肤。切除肿瘤时应进行整形。由于眼睑的形态对人的容貌非常重要,因此,进行眼睑手术和外伤处理时应考虑到美容的问题。眼睑的静脉与面部的静脉相互沟通,没有静脉瓣,眼睑的化脓性感染容易通过这些静脉回流进入海绵窦。因此在处理眼睑炎症时,切不可任意挤压患部,以免引起炎症扩散。眼睑常见的疾病主要有炎症、位置与功能异常、先天性异常和肿瘤等。

第二节　眼睑炎症

眼睑位于体表,易受微生物、风尘和化学物质的侵袭,发生炎症反应。眼睑各种腺体的开口多位于睑缘和睫毛的毛囊根部,易发生细菌感染。睑缘是皮肤和黏膜的交汇处,眼睑皮肤和睑结膜的病变常可引起睑缘的病变。由于眼睑皮肤菲薄,皮下组织疏松,炎症时眼睑充血、水肿等反应显著。

一、睑腺炎

睑腺炎(hordeolum)是化脓性细菌侵入眼睑腺体而引起的一种急性炎症。如果是睫毛毛囊或其附属的皮脂腺或变态汗腺感染,称为外睑腺炎,以往称为麦粒肿。如果是睑板腺感染,称为内睑腺炎。

1. 分类

根据被感染的腺体的不同部位,可分为外睑腺炎和内睑腺炎。如为睫毛毛囊所属的皮脂腺感染,称为外睑腺炎;如为睑板腺受累,称为内睑腺炎。

2. 病因

大多为葡萄球菌,特别是金黄色葡萄球菌感染眼睑腺体而引起。外睑腺炎,俗称"针眼",又称"睑缘疖",为睫毛毛囊根部皮脂腺及睑缘腺体的急性化脓性炎症。内睑腺炎为睑板腺急性化脓性炎症或睑板腺囊肿继发感染。病原体多为葡萄球菌,多经睑腺在睑缘的开口处进入腺体,引起炎症。

3. 临床表现

患处呈红、肿、热、痛等急性炎症的典型表现。疼痛通常与水肿程度呈正比。

(1)外睑腺炎的炎症反应主要位于睫毛根部的睑缘处,开始时红肿范围较弥散,触诊时可发现明显压痛的硬结;疼痛剧烈;同侧耳前淋巴结肿大,伴有压痛。如果外睑腺炎临近外眦角时,疼痛特别明显,还可引起反应性球结膜水肿。

(2)内睑腺炎被局限于睑板腺内,肿胀比较局限;疼痛明显;病变处有硬结,触之

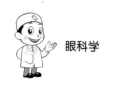

压痛;睑结膜面局限性充血、肿胀。

睑腺炎发生2～3d后,可形成黄色脓点。外睑腺炎向皮肤方向发展,局部皮肤出现脓点,硬结软化,可自行破溃。内睑腺炎常于睑结膜面形成黄色脓点,向结膜囊内破溃,少数患者可向皮肤面破溃。睑腺炎破溃后炎症明显减轻,1～2d逐渐消退。多数在一周左右痊愈。亦可不经穿刺排脓,而自行吸收消退。

在儿童、老年人或患有糖尿病等慢性消耗性疾病的体弱、抵抗力差的患者中,若致病菌毒性强烈,睑腺炎可在眼睑皮下组织扩散,发展为眼睑蜂窝织炎。此时整个眼睑红肿,可波及同侧面部。眼睑不能睁开,触之坚硬,压痛明显,球结膜反应性水肿剧烈,可暴露于睑裂之外,可伴有发热、寒颤、头痛等全身症状。如不及时处理,有时可能引起败血症或海绵窦血栓形成而危及生命。

4. 诊断

根据患者的症状和眼睑的改变,容易做出诊断。很少需要进行细菌培养来确定致病细菌。

5. 治疗

(1)早期睑腺炎应给予局部热敷,每次10～15min,每日3～4次,以便促进眼睑血液循环,缓解症状,促进炎症消退。每日滴用抗生素滴眼液4～6次,反复发作及伴有全身反应者,可口服抗生素类药物,以便控制感染。

(2)当脓肿形成后,应切开排脓。外睑腺炎的切口应在皮肤面,切口与睑缘平行,使其与眼睑皮纹相一致,以尽量减少瘢痕。如果脓肿较大,应当放置引流条。内睑腺炎的切口常在睑结膜面,切口与睑缘垂直,以免过多伤及睑板腺管。

(3)当脓肿尚未形成时不宜切开,更不能挤压排脓,否则会使感染扩散,导致眼睑蜂窝织炎,甚至海绵窦脓毒血栓或败血症而危及生命。一旦发生这种情况,应尽早全身使用足量的以抑制金黄色葡萄球菌为主的广谱抗生素,并对脓液或血液进行细菌培养或药敏实验,以选择更敏感的抗生素。同时要密切观察病情,早期发现眼眶与颅内扩散和败血症的症状,进行适当处理。

6. 预后

轻者经治疗或不经治疗可自行消退,不遗留瘢痕,或于数日后,硬结破溃,脓液排出,红肿痛消失,相应破溃处遗留瘢痕。重者需行手术治疗,手术切口处可遗留瘢痕。炎症严重者可伴淋巴结肿大,发展为睑蜂窝织炎,伴有畏寒、发热等全身症状。睑腺炎未成熟或已破溃出脓挤压硬结可引起感染扩散,引起蜂窝织炎,海绵窦脓栓等严重并发症。

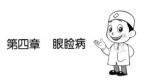

7. 预防

一般主张清淡饮食，少油腻。注意眼部卫生。

二、睑板腺囊肿

睑板腺囊肿(chalazion)是睑板腺特发性无菌性慢性肉芽肿性炎症，以往称为霰粒肿。它有纤维结缔组织包囊，囊内含有睑板腺分泌物及包括巨细胞在内的慢性炎症细胞浸润。在病理形态上类似结核结节，但不形成干酪样坏死。

1. 病因

可能由于慢性结膜炎或睑缘炎而致睑板腺出口阻塞，腺体的分泌物潴留在睑板内，对周围组织产生慢性刺激而引起。

2. 临床表现

多见于青少年或中年人，可能与其睑板腺分泌功能旺盛有关。一般发生于上睑，也可以上、下眼睑或双眼同时发生单个或多个，亦常见有反复发作者。病程进展缓慢。表现为眼睑皮下圆形肿块，大小不一。小的囊肿经仔细触摸才能发现。较大者可使皮肤隆起，但与皮肤无粘连。大的肿块可压迫眼球，产生散光而使视力下降。与肿块对应的睑结膜面，呈紫红色或灰红色的病灶。一般无疼痛，肿块也无明显压痛。一些患者开始时可有轻度炎症表现和触痛，但没有睑腺炎的急性炎症表现。小的囊肿可以自行吸收。但多数长期不变，或逐渐长大，质地变软。也可自行破溃，排出胶样内容物，在睑结膜面形成肉芽肿或在皮下形成暗紫红色的肉芽组织。睑板腺囊肿如有继发感染，则形成急性化脓性炎症，临床表现与内睑腺炎相同。

3. 检查

眼睑皮下可触及一至数个大小不等的圆形肿块，小至米粒、绿豆，大至黄豆、樱桃，皮肤表面无红肿和压痛。翻转眼睑在肿块在结膜面，可见紫红色或灰红色局部隆起。老年患者，特别是术后反复发作者，应将切除的标本送病理检验，以排除睑板腺癌的可能。

4. 诊断

根据患者无明显疼痛、眼睑硬结，可以诊断。对于复发性或老年人的睑板腺囊肿，应将切除物进行病理检查，以除外睑板腺癌。当睑板腺囊肿继发感染时临床表现与内睑腺炎完全一样，鉴别要点是，在发生内睑腺炎以前存在无痛性包块为睑板腺囊肿继发感染。

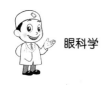

5. 治疗

（1）小而无症状的睑板腺囊肿无须治疗，待其自行吸收。

（2）大者可通过热敷，或向囊肿内注射糖皮质激素促其吸收。

（3）如不能消退，应在局部麻醉下手术切除。手术时用睑板腺囊肿夹子夹住翻转的眼睑，使囊肿位于夹子的环圈内，用尖刀切开囊肿，切口与睑缘垂直，用小锐匙将囊肿内容物刮除干净，剪除分离后的囊壁以防复发。

三、睑缘炎

睑缘炎（blepharitis）是指睑缘表面、睫毛毛囊及其腺组织的亚急性或慢性炎症。主要分为鳞屑性、溃疡性和眦部睑缘炎三种。

（一）鳞屑性睑缘炎

鳞屑性睑缘炎由于睑缘的皮脂溢出所造成的慢性炎症。鳞屑性睑缘炎是睑缘炎三型的一种，是由于眼睑皮脂腺及睑板腺分泌旺盛，以至皮脂溢出而发生轻度感染。各种物理、化学刺激（风、尘、烟、热等），全身抵抗力降低、营养不良、睡眠不足、屈光不正以及视力疲劳等，加之眼部不卫生时，都是其致病因素。

1. 病因

患部常可发现卵圆皮屑芽孢菌，它能将脂类物质分解为有刺激性的脂肪酸。此外，屈光不正、视疲劳、营养不良和长期使用劣质化妆品也可能为其诱因。

2. 临床表现

睑缘充血、潮红，睫毛和睑缘表面附着上皮鳞屑，睑缘表面有点状皮脂溢出，皮脂集于睫毛根部，形成黄色蜡样分泌物，干燥后结痂。去除鳞屑和痂皮后，暴露出充血的睑缘，但无溃疡或脓点。睫毛容易脱落，但可再生。患者自觉眼痒、刺痛和烧灼感。如长期不愈，可使睑缘肥厚，后唇钝圆，使睑缘不能与眼球紧密接触，泪点肿胀外翻而导致泪溢。

3. 诊断

根据典型的临床表现及睑缘无溃疡的特点，可以诊断。

4. 治疗

（1）去除诱因和避免刺激因素。如有屈光不正应予以矫正。如有全身性慢性病应同时进行治疗。此外应注意营养和体育锻炼，增强身体抵抗力，保持大便通畅，减少烟酒刺激。

（2）用生理盐水或3%硼酸溶液清洁睑缘，拭去鳞屑后涂抗生素眼膏，每日2～3

次。痊愈后可每日一次,至少持续 2 周,以防复发。

(二)溃疡性睑缘炎

溃疡性睑缘炎睫毛毛囊及其附属腺体的慢性或亚急性化脓性炎症。睑缘炎俗称"烂眼圈",是睑缘皮肤及睫毛根部的亚急性或慢性炎症,是临床上常见的眼病之一。常因慢性结膜炎,屈光不正,风尘或刺激性气体的长期刺激,或不良卫生习惯所致,可分为溃疡型,鳞屑型和眦角性睑缘炎三种类型。

1. 病因

大多为金黄色葡萄球菌感染引起,也可由鳞屑性睑缘炎感染后转变为溃疡性睑缘炎。屈光不正、视疲劳、营养不良和不良卫生习惯也可能是其诱因。

2. 临床表现

多见于营养不良、贫血或全身慢性病的儿童。与鳞屑性睑缘炎一样,患者也有眼痒、刺痛和烧灼感等,但更为严重。睑缘有更多的皮脂,睫毛根部散布小脓疱,有痂皮覆盖,睫毛常被干痂粘结成束。去除痂皮后露出睫毛根端和浅小溃疡。睫毛毛囊因感染而被破坏,睫毛容易随痂皮脱落,且不能再生,形成秃睫。溃疡愈合后,瘢痕组织收缩,使睫毛生长方向改变,形成睫毛乱生,如倒向角膜,可引起角膜损伤。如患病较久,可引起慢性结膜炎和睑缘肥厚变形,睑缘外翻,泪小点肿胀或阻塞,导致泪溢。

3. 诊断

根据典型的临床表现及睑缘有溃疡的特点,可以诊断。

4. 治疗

溃疡性睑缘炎比较顽固难治,最好能进行细菌培养和药敏试验,应选用敏感药物进行积极治疗。

(1)应除去各种诱因,注意个人卫生。

(2)以生理盐水或 3% 硼酸溶液每日清洁睑缘,除去脓痂和已经松脱的睫毛,清除毛囊中的脓液。然后用涂有抗生素眼膏的棉签在睑缘按摩,每日 4 次。

(3)炎症完全消退后,应持续治疗至少 2~3 周,以防复发。

(三)眦部睑缘炎

1. 病因

多数因莫 – 阿双杆菌感染引起。也可能与维生素 B_2 缺乏有关。

2. 临床表现

本病多为双侧,主要发生于外眦部。患者自觉眼痒、异物感和烧灼感。外眦部睑

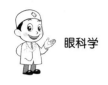

缘及皮肤充血、肿胀,并有浸润糜烂。邻近结膜常伴有慢性炎症,表现为充血、肥厚、有黏性分泌物。严重者内眦部也可受累。

3. 诊断

根据典型的临床表现,可以诊断。

4. 治疗

(1)滴用0.25% ~ 0.5%硫酸锌滴眼液,每日3 ~ 4次。此药可抑制莫 ~ 阿双杆菌所产生的酶。

(2)适当服用维生素B2或复合维生素B可能有所帮助。

(3)如有慢性结膜炎,应同时进行治疗。

四、病毒性睑皮炎

病毒性睑皮炎比眼睑细菌性感染少见,主要有以下两种。

(一)单纯疱疹病毒性睑皮炎

1. 病因

由单纯疱疹病毒Ⅰ型感染所致的急性眼周皮肤疾病,常复发。病毒通常存在于人体内,当感冒、高热或身体抵抗力低下时,趋于活跃。因发热性疾病常可致病,所以又称热性疱疹性睑皮炎。大多数眼睑单纯疱疹病毒性睑皮炎为复发型,在上述诱因诱导下常在同一部位多次复发。

2. 临床表现

病变可发生于上、下睑,以下睑多见,与三叉神经眶下支分布范围相符。初发时睑部皮肤出现丘疹,常成簇状出现,很快形成半透明水疱,周围有红晕。眼睑水肿。眼部有刺痛、烧灼感。水疱易破,渗出黄色黏稠液体。约1周后充血减退,肿胀减轻,水疱干涸,结痂脱落后不留瘢痕,但可有轻度色素沉着。可以复发。如发生于睑缘处,有可能蔓延至角膜。在唇部和鼻前庭部,可出现同样的损害。

3. 诊断

根据病史和典型的眼部表现,可以诊断。

4. 治疗

(1)眼部保持清洁,防止继发感染。不能揉眼。

(2)结膜囊内滴0.1%阿昔洛韦滴眼液,防止蔓延至角膜。

(3)皮损处涂敷3%阿昔洛韦眼膏或0.5%碘苷眼膏。

（二）带状疱疹病毒性睑皮炎

1.病因

由水痘带状疱疹病毒感染三叉神经半月神经节或三叉神经第一支所致。

2.临床表现

发病前常有轻重不等的前驱症状,如全身不适、发热等。继而在病变区出现剧烈神经痛。数日后,患侧眼睑、前额皮肤和头皮潮红、肿胀,出现成簇透明小疱。疱疹的分布不越过睑和鼻的中心界限。小疱的基底有红晕,疱群之间的皮肤正常。数日后疱疹内液体混浊化脓,形成深溃疡,此时可出现耳前淋巴结肿大、压痛,或有发热及全身不适等症状。约2周后结痂脱落。因皮损深达真皮层,脱痂后留下永久性皮肤瘢痕。炎症消退后,皮肤感觉数月后才能恢复。可同时发生同侧眼带状疱疹性角膜炎或虹膜炎,当鼻睫神经受累后,鼻翼出现疱疹时,这种可能性更大。

3.诊断

根据病史和典型的眼部表现,可以诊断。

4.治疗

（1）应适当休息,提高身体抵抗力。必要时给予镇痛剂和镇静剂。

（2）疱疹未破时,局部无须用药。疱疹破溃无继发感染时,患处可涂敷3%阿昔洛韦眼膏或0.5%碘苷眼膏。如有继发感染,可加用抗生素眼液湿敷,每日2~3次。结膜囊内滴用0.1%阿昔洛韦滴眼液,防止角膜受累。

（3）对重症患者须全身应用阿昔洛韦、抗生素及糖皮质激素。

五、接触性睑皮炎

接触性睑皮炎是眼睑皮肤对某种致敏源的过敏反应,也可以是头面部皮肤过敏反应的一部分。

1.病因

以药物性皮炎最为典型。常见的致敏源为眼局部应用的抗生素、局部麻醉剂、阿托品、毛果芸香碱、碘、汞等制剂。与眼睑接触的许多化学物质,如化妆品、染发剂、医用胶布、接触镜护理液和眼镜架等,也可能为致敏源。全身接触某些致敏物质或某种食物也可发生。有时接触致敏源一段时间后才发病,如长期滴用阿托品或毛果芸香碱滴眼液患者。

2.临床表现

患者自觉眼痒和烧灼感。急性者眼睑突发红肿,皮肤出现丘疹、水泡或脓疱,伴有

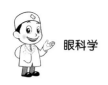

微黄黏稠渗液。不久糜烂结痂、脱屑。有时睑结膜肥厚充血。亚急性者,症状发生较慢,但常迁延不愈。慢性者,可由急性或亚急性湿疹转变而来,睑皮肤肥厚粗糙,表面有鳞屑脱落,呈苔藓状。

3. 诊断

根据接触致敏源的病史,和眼睑皮肤湿疹的临床表现,可以诊断。但若要区别是过敏性还是刺激性皮炎,唯一准确的方法是进行斑贴试验。

4. 治疗

(1)立即停止接触致敏源。如果患者同时应用多种药物,难于确认何种药物引起过敏时,可暂停所有药物。

(2)急性期应用生理盐水或3%硼酸溶液进行湿敷。结膜囊内滴用糖皮质激素滴眼液。眼睑皮肤渗液停止后,可涂敷糖皮质激素眼膏,但不宜包扎。

(3)全身应用抗组胺类药物。反应严重时可口服泼尼松。

第三节　眼睑肿瘤

眼睑肿瘤分为良性和恶性两大类。良性肿瘤较常见,可为实性或囊性、单发或多发,并随着年龄的增长而增多。临床上,大多数眼睑良性肿瘤容易确诊,多因美容的理由行手术切除。但对恶性肿瘤的确诊常较困难。两者的鉴别除考虑发生年龄、病史、肿瘤形态、生长速度、有无出血倾向和淋巴结转移外,由于眼睑位于体表,容易对肿瘤取材,进行病理检查确诊。治疗时,除考虑肿瘤的预后外,还应考虑到保护眼睑的功能和美容问题。

一、良性肿瘤

(一)眼睑血管瘤

(1)毛细血管瘤是最常见的眼睑血管瘤,由增生的毛细血管和内皮细胞组成。出生时或生后不久发生,生长迅速,至7岁时常自行退缩。如果部位表浅,呈鲜红色,因此称为“草莓痣”;如果部位较深在,则呈蓝色或紫色。一般无刺激症状。深在的血管瘤可能累及眼眶,导致眼眶扩大。患眼可因血管瘤的压迫产生散光,导致屈光参差、斜视或弱视。

毛细血管瘤应当与较少见的“火焰痣”相区别。火焰痣又称葡萄酒色痣,呈紫色,由扩张的窦状血管组成。它在出生时就已存在,不像毛细血管瘤那样明显生长和退缩。如为美容原因,可考虑激光手术切除。糖皮质激素注射无效。

治疗:①因毛细血管瘤有自行退缩的趋向,因此可观察一段时间,一般到 5 岁以后治疗。②但若因肿瘤引起眼睑不能睁开,阻挡瞳孔,则不能等待,以免造成弱视。首选治疗方法是向血管瘤内注射长效糖皮质激素,治疗时注意不要将药液注入全身血循环。如果治疗无效,可改用冷冻或部分手术切除。

(2)海绵状血管瘤也是常见的眼睑血管瘤,为成人眼眶最常见的良性肿瘤。由内皮细胞衬里、管壁有平滑肌的大血管腔组成。这种血管瘤是发育性的,而不是先天性的,常在 10 岁前发生。它不会自行退缩,而会增大。

(二)色素痣

色素痣(nevus)是眼睑先天性扁平或隆起的病变,境界清楚,由痣细胞构成。可在幼年即有色素,或直到青春期或成人时才有色素。组织学上可分为:①交界痣,一般是平的,呈一致性棕色,痣细胞位于表皮和真皮交界处。临床表现为扁平、色素斑疹、圆形或椭圆形,生长缓慢,有低度恶变趋势。②皮内痣,最常见,一般是隆起的,有时为乳头瘤状。色素很少,如有则为棕色至黑色。痣细胞完全在真皮内,可能无恶性趋势。③复合痣,常为棕色,由前二型成分结合在一起。有低度恶性趋势。④蓝痣,一般为扁平,几乎出生时就有色素,呈蓝色或石板灰色。无恶性趋势。⑤先天性眼皮肤黑色素细胞增多症,又称太田痣,是围绕眼眶、眼睑和眉部皮肤的一种蓝痣。好发于东方人和黑人,无恶性趋势。如发生于白人,则有恶性趋势。脉络膜黑色素瘤发病率增多与之有关。

治疗:①色素痣如无迅速增大变黑及破溃出血等恶变迹象时,可不必治疗。②如为美容而需切除时,必须完整而彻底,否则残留的痣细胞可能受手术刺激而恶变。

(三)黄斑瘤

黄斑瘤(xanthelasma)常见于中老年人。可发生于遗传性血脂过高、糖尿病和其他继发性血脂过高的患者中,但多数患者的血脂正常。病变位于上睑近内眦部,有时下睑也有,常为双侧,呈柔软的扁平黄色斑,稍隆起,与周围正常皮肤的境界清楚。黄斑瘤实际上并非是肿瘤,而是类脂样物质在皮肤组织中的沉积。除非为美容可手术切除,否则不必治疗。切除后有复发的可能。

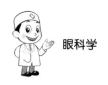

二、恶性肿瘤

(一)基底细胞癌

基底细胞癌为我国最常见眼睑恶性肿瘤,多见于中老年人。约占眼睑恶性肿瘤的90%及眼睑肿瘤的29%。光化学损伤是基底细胞癌与其他大多数皮肤表皮肿瘤发生中最重要的致病因素。组织学上,基底细胞癌是由小的、形状规则的坚固小叶构成,细胞嗜碱性,胞质缺乏。好发于下睑近内眦部。初起时为小结节,表面可见毛细血管扩张。因富含色素,可被误认为色素痣或黑色素瘤,但它隆起较高,质地坚硬,生长缓慢。患者无疼痛感。病程稍久肿瘤中央部出现溃疡,其边缘潜行,形状如火山口,并逐渐向周围组织侵蚀,引起广泛破坏。它罕有转移,如发生转移,最常转移至肺、骨、淋巴结、肝、脾和肾上腺。有报道发生转移后平均存活时间为1.6年。

治疗:此肿瘤对放射治疗敏感,因此应早期切除后再行放射治疗。由于癌细胞通常向四周浸润,超出临床上显示正常边缘以外,手术切除范围应足够大,最好应用冰冻切片检查切除标本的边缘。

(二)鳞状细胞癌

鳞状细胞癌是一种表皮角化细胞恶性新生物。多发生于中老年人,好发于睑缘皮肤黏膜移行处。生长缓慢,患者无疼痛感。开始时像乳头状瘤,逐渐形成溃疡,边缘稍隆起,质地坚硬,可发生坏死和继发感染。它不但向周围和深部侵蚀,还侵犯皮下组织、睑板、眼球、眼眶和颅内,可经淋巴系统向远处淋巴结转移。

治疗:以手术为主。根据肿瘤大小,确定眼睑切除范围,再行放射治疗。

(三)皮脂腺癌

皮脂腺癌是我国常见的眼睑恶性肿瘤之一。导致癌变的环境因素广泛作用于眼睑板腺的腺体细胞是可能的病因。多发于中老年妇女,好发于上睑。最常见起源于睑板腺和睫毛的皮脂腺。如起自睑板腺,初起时为眼睑皮下小结节,与睑板腺囊肿相似。以后逐渐增大,睑板弥漫性斑块状增厚。相应的睑结膜呈黄色隆起。如起自皮脂腺,则在睑缘呈黄色小结节。表面皮肤正常。当肿块逐渐增大后,可形成溃疡或呈菜花状。它可向眶内扩展,侵入淋巴管,并发生转移。

治疗:本病恶性程度高。对放射线治疗不敏感。早期局限时,手术切除后预后较好。晚期已侵及邻近组织,手术后极易复发。由于皮脂腺癌与睑板腺囊肿极相似,因此对老年人睑板腺囊肿应做病理检查,对切除后复发者更应警惕。

第四节　眼睑位置、功能和先天异常

正常眼睑位置应是：①眼睑与眼球表面紧密相贴,中间有一潜在毛细间隙;②上下睑睫毛应充分伸展指向前方,排列整齐,不与角膜相接触,能阻挡灰尘、汗水等侵入眼内;③上下睑能紧密闭合;④上睑能上举至瞳孔上缘;⑤上下泪点贴靠在泪阜基部,使泪液顺利进入泪道。获得性或先天性眼睑位置异常可引起眼睑功能的异常,造成眼球的伤害。

一、倒睫与乱睫

倒睫(trichiasis)是指睫毛向后生长,乱睫(aberrant lashes)是指睫毛不规则生长。两者都可致睫毛触及眼球。

1. 病因

能引起睑内翻的各种原因,均能造成倒睫,其中以沙眼最为常见。其他如睑缘炎、睑腺炎、睑外伤或睑烧伤,由于睑缘部或眼睑的瘢痕形成,睫毛倒向眼球。乱睫也可由先天畸形引起。

2. 临床表现

倒睫多少不一,有时仅 1～2 根,有时一部分或全部睫毛向后摩擦角膜。患者常有眼痛、流泪和异物感。由于睫毛长期摩擦眼球,导致结膜充血、角膜浅层混浊、血管新生、角膜上皮角化、角膜溃疡。

3. 诊断

肉眼下检查即可发现倒睫或乱睫。检查下睑时,应嘱患者向下视,方能发现睫毛是否触及角膜。

4. 治疗

(1)如仅有 1～2 根倒睫,可用拔睫镊拔除,重新生长时可予再拔。

(2)较彻底的方法可在显微镜下切开倒睫部位除去毛囊,或行电解法破坏倒睫的毛囊。

(3)如倒睫较多,应手术矫正,方法与睑内翻矫正术相同。

二、睑内翻

睑内翻(entropion)是指眼睑,特别是睑缘向眼球方向卷曲的位置异常。当睑内翻

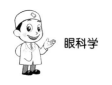

达一定程度时,睫毛也倒向眼球。因此睑内翻和倒睫常同时存在。

1. 分类与病因

(1)先天性睑内翻多见于婴幼儿,女性多于男性,大多由于内眦赘皮、睑缘部轮匝肌过度发育或睑板发育不全所引起。如果婴幼儿较胖,鼻梁发育欠饱满,也可引起下睑内翻。

(2)痉挛性睑内翻多发生于下睑,常见于老年人,又称老年性睑内翻。是由于下睑缩肌无力,眶膈和下睑皮肤松弛失去牵制睑轮匝肌的收缩作用,以及老年人眶脂肪减少,眼睑后面缺少足够的支撑所致。如果由于炎症刺激,引起睑轮匝肌、特别是近睑缘的轮匝肌反射性痉挛,导致睑缘向内倒卷形成睑内翻,称为急性痉挛性睑内翻。

(3)瘢痕性睑内翻上下睑均可发生。由睑结膜及睑板瘢痕性收缩所致。沙眼引起者常见。此外结膜烧伤、结膜天疱疮等病之后也可发生。

2. 临床表现

先天性睑内翻常为双侧,痉挛性和瘢痕性睑内翻可为单侧。患者有畏光、流泪、异物感、刺痛、眼睑痉挛、摩擦感等症状。检查可见睑板,尤其是睑缘部向眼球方向卷曲,摩擦角膜,角膜上皮可脱落,荧光素弥漫性着染。如继发感染,可发展为角膜溃疡。如长期不愈,则角膜有新生血管,并失去透明性,引起视力下降。

3. 诊断

根据患者年龄、有无沙眼、外伤、手术史等,以及临床表现,容易做出诊断。

4. 治疗

(1)先天性睑内翻随年龄增长,鼻梁发育,可自行消失,因此不必急于手术治疗。如果患儿已 5~6 岁,睫毛仍然内翻,严重刺激角膜,可考虑手术治疗,行穹窿部~眼睑皮肤穿线术,利用缝线牵拉的力量,将睑缘向外牵拉以矫正内翻。

(2)老年性睑内翻可行肉毒杆菌毒素局部注射。如无效可手术切除多余的松弛皮肤和切断部分眼轮匝肌纤维。对急性痉挛性睑内翻应积极控制炎症。

(3)瘢痕性睑内翻必须手术治疗,可采用睑板楔形切除术或睑板切断术。

三、睑外翻

睑外翻(ectropion)是指睑缘向外翻转离开眼球,睑结膜常不同程度的暴露在外,常合并睑裂闭合不全。

1. 分类与病因

睑外翻可分为三类:

(1)瘢痕性睑外翻眼睑皮肤面瘢痕性收缩所致。睑皮肤瘢痕可由创伤、烧伤、化学伤、眼睑溃疡、睑缘骨髓炎或睑部手术等引起。

(2)老年性睑外翻仅限于下睑。由于老年人眼轮匝肌功能减弱,眼睑皮肤及外眦韧带也较松弛,使睑缘不能紧贴眼球,并因下睑重量使之下坠而引起。

(3)麻痹性睑外翻也仅限于下睑。由于面神经麻痹,眼轮匝肌收缩功能丧失,又因下睑重量使之下坠而发生。

2. 临床表现

(1)轻度:仅有睑缘离开眼球,但由于破坏了眼睑与眼球之间的毛细管作用而导致泪溢。

(2)重度:睑缘外翻,部分或全部睑结膜暴露在外,使睑结膜失去泪液的湿润,最初局部充血,分泌物增加,久之干燥粗糙,高度肥厚,呈现角化。下睑外翻可使泪点离开泪湖,引起泪溢。更严重时,睑外翻常有眼睑闭合不全,使角膜失去保护,角膜上皮干燥脱落,易引起暴露性角膜炎或溃疡。

3. 诊断

根据患者的病史以及临床表现,容易诊断。

4. 治疗

(1)瘢痕性睑外翻须手术治疗,游离植皮术是最常用的方法,原则是增加眼睑前层的垂直长度,消除眼睑垂直方向的牵引力。

(2)老年性睑外翻也可行整形手术,作"Z"形皮瓣矫正,或以"V～Y"成形术。

(3)麻痹性睑外翻关键在于治疗面瘫,可用眼膏、牵拉眼睑保护角膜和结膜,或作暂时性睑缘缝合术。

四、眼睑闭合不全

眼睑闭合不全又称兔眼,指上、下眼睑不能完全闭合,导致部分眼球暴露的情况。

1. 病因

(1)最常见原因为面神经麻痹后,眼睑轮匝肌麻痹,使下睑松弛下垂。

(2)其次为瘢痕性睑外翻。

(3)眼眶容积与眼球大小的比例失调,如甲状腺相关性眼病、先天性青光眼、角巩膜葡萄肿和眼眶肿瘤引起的眼球突出。

(4)全身麻醉或重度昏迷时可发生暂时性功能性眼睑闭合不全。少数正常人睡眠时,睑裂也有一缝隙,但角膜不会暴露,称为生理性兔眼。

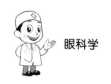

2.临床表现

（1）轻度：因闭眼时眼球反射性上转（Bell 现象），只有下方球结膜暴露，引起结膜充血、干燥、肥厚和过度角化。

（2）重度：因角膜暴露，表面无泪液湿润而干燥，导致暴露性角膜炎，甚至角膜溃疡。而且大多数患者的眼睑不能紧贴眼球，泪点也不能与泪湖密切接触，引起泪溢。

3.诊断

根据眼部临床表现，可以明确诊断。

（1）首先应针对病因进行治疗。针刺疗法可能对部分面神经麻痹患者有效。瘢痕性睑外翻者应手术矫正。甲状腺相关眼病眼球突出时可考虑对眼眶组织行紧急放射治疗，减轻组织水肿，制止眼球突出；否则可考虑眶减压术。

（2）在病因未去除前，应及早采取有效措施保护角膜。对轻度患者结膜囊内可涂抗生素眼膏，然后牵引上下睑使之互相靠拢，再用眼垫遮盖。或用"湿房"保护角膜，方法是用透明塑料片或胶片做成锥形空罩，覆盖于眼上，周围以粘膏固定密封，利用泪液蒸发保持眼球表面湿润。

五、上睑下垂

上睑下垂（ptosis）指上睑的提上睑肌和 Müller 平滑肌的功能不全或丧失，导致上睑部分或全部下垂。即在向前方注视时，上睑缘遮盖角膜上部超过角膜 2mm。上睑下垂眼向前注视时，上睑缘的位置异常降低。轻者并不遮盖瞳孔，但影响外观。重者部分或全部遮盖瞳孔，影响视功能。

1.病因

（1）先天性：主要由于动眼神经核或提上睑肌发育不良，可有遗传性为常染色体显性或隐性遗传。

（2）获得性：因动眼神经麻痹、提上睑肌损伤、交感神经疾病、重症肌无力及机械性开睑运动障碍，如上睑的炎性肿胀或新生物。

2.临床表现

（1）先天性：常为双侧，但两侧不一定对称，有时为单侧。常伴有眼球上转运动障碍。双眼上睑下垂较明显的患者眼睑皮肤平滑、薄且无皱纹。如瞳孔被眼睑遮盖，患者为克服视力障碍，额肌紧缩，形成较深的横行皮肤皱纹，牵拉眉毛向上呈弓形凸起，以此提高上睑缘位置；或患者仰头视物。

（2）获得性：多有相关病史或伴有其他症状，如动眼神经麻痹可能伴有其他眼外肌麻痹;提上睑肌损伤有外伤史;交感神经损害有 Horner 综合征;重症肌无力所致上睑下垂具有晨轻夜重的特点,注射新斯的明后明显减轻。

3. 诊断

根据病史和临床表现可做出诊断。

4. 治疗

(1)先天性:以手术治疗为主。如果遮盖瞳孔,为避免弱视应尽早手术,尤其是单眼患儿。

(2)获得性:因神经系统疾病,或其他眼部或全身性疾病所致的上睑下垂,应先进行病因治疗或药物治疗,如大量维生素 B 类药物、能量合剂、活血化瘀中药和理疗等,系统治疗半年以上无效再考虑手术。

(3)较为合乎生理和美容要求的手术方式为提上睑肌缩短术。

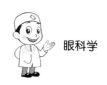

第五章　泪器病

　　泪器在结构和功能上可分为泪液分泌部和泪液排出部。泪液分泌部包括泪腺、副泪腺、结膜杯状细胞等外分泌腺。泪腺为反射性分泌腺,其在受到外界刺激(如角膜异物、化学物质刺激等)或感情激动时分泌大量增加,起到冲洗和稀释刺激物的作用。副泪腺为基础分泌腺,其分泌的泪液量很少,是在正常情况下减少眼睑和眼球间摩擦及湿润角膜、结膜的基本泪液。结膜杯状细胞分泌黏蛋白,有助保持眼表润滑。杯状细胞被破坏后,即使泪腺分泌正常,也会引起角膜干燥。此外,睑板腺和睑缘皮脂腺分泌的脂质也参与泪膜组成。

　　泪液排出部(泪道)包括上下泪小点、上下泪小管、泪总管、泪囊和鼻泪管,其主要功能是引流泪液入鼻腔。正常情况下,泪腺产生的泪液除了通过蒸发消失外,一部分泪液依赖于眼轮匝肌的"泪液泵"作用,通过泪道排出。眼睑打开时,眼轮匝肌松弛,泪小管和泪囊因自身弹性扩张,腔内形成负压,积聚在泪湖的泪液通过开放的泪小点被吸入泪小管和泪囊。泪小管毛细作用也有助于泪液进入泪小管。在眼睑闭合时,泪小点暂时封闭,眼轮匝肌收缩,挤压泪小管和泪囊,迫使泪囊中的泪液通过鼻泪管排入鼻腔。流眼泪是泪器病的主要症状之一,其原因有二,一是排出受阻,泪液不能流入鼻腔而溢出眼睑之外,称为泪溢;二是泪液分泌增多,排出系统来不及排走而流出眼睑外,称为流泪。临床上区分是由于泪道阻塞引起的泪溢还是因眼表疾病刺激引起的流泪十分重要。鼻泪管阻塞常可引起泪囊继发感染,形成慢性泪囊炎。作为常见的泪道感染性疾病,慢性泪囊炎对眼是一个潜在威胁。此外,泪液基础分泌不足,是引起眼表疾病的重要因素之一。泪腺疾病相对少见,主要为炎症及肿瘤。

第一节　泪腺肿瘤

泪腺肿瘤主要指原发于泪腺的肿瘤,占眼眶占位性病变的首位。50%为炎性假瘤或淋巴样瘤,50%为上皮来源的肿瘤,而且多起源于泪腺眶叶。在原发性上皮瘤中,50%属于良性(多形性腺瘤),50%为恶性。在恶性泪腺肿瘤中,又有50%为囊样腺癌,25%为恶性混合瘤,其余25%为腺癌。

一、泪腺多形性腺瘤

又称泪腺混合瘤。组织学上,泪腺混合瘤包含双层腺管上皮同时含有异常的基质成分如脂肪、纤维、软骨组织等,因此称为"混合瘤",肿瘤有完整包膜。

1.概述

泪腺多形性腺瘤是最常见的泪腺上皮性肿瘤,约占50%,是由上皮和间质成分构成的良性肿瘤,过去称之为良性混合瘤。成年好发,单眼发病。

2.症状和体征

(1)成年时期单眼缓慢渐进性突出和向内下方移位。

(2)眶外上方可触及肿物,质硬,边界清,光滑,不能推动,无触痛,少数患者可有压痛或自发痛。

(3)肿瘤过大可继发眼球运动障碍、视力减退和眼底改变等。

3.诊断

(1)缓慢病程结合上述典型体征有助诊断。

(2)超声检查肿瘤内回声丰富,分布均匀,边界清晰,声衰中等,不可压缩。

(3)CT扫描肿瘤呈圆形、类圆形或椭圆形,边界清,光滑,位于泪腺窝,呈软组织密度,均质。少数有液化腔可呈片状低密度区。泪腺窝骨质因长期压迫可吸收变薄,甚至骨缺失。

(4)MRI检查T1WI呈中信号,T2WI呈中高信号,明显强化。肿瘤内有骨化生或液化腔者,可显示点片状不强化区。

4.鉴别诊断

(1)泪腺炎性假瘤好双眼发病,眼睑充血水肿,激素类药物治疗有效但易复发。超声检查可发现泪腺肿大,如泪腺小叶结构仍存在,内部回声呈花瓣状。CT扫描泪腺

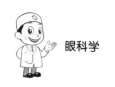

肿大呈扁平状或杏仁状,可向前或眶尖延长。

(2)泪腺淋巴增生性病变常见于老年人,可双侧发生,病史较炎性假瘤短。超声检查病变内回声较低,声衰不著。CT 扫描显示病变形状与炎性假瘤相似,但体积较大。

(3)皮样囊肿眶外上方和泪腺窝也是皮样囊肿的好发部位,CT 扫描有鉴别意义,囊肿呈低密度或伴负值区,可向颞窝或颅内蔓延。

5. 治疗

(1)完整手术切除是最佳的预后指征。术前正确的定性、定位诊断对于手术成功至关重要。术中肿瘤破碎,污染术野,会增加复发概率,复发次数与恶变概率呈正比。

(2)因肿瘤常侵及包膜,且包膜和眶壁骨膜融合紧密,术中应从眶缘处分离至骨膜下,将肿瘤和骨膜一并切除。

(3)分离肿瘤的眶内软组织面时应注意保护提上睑肌和眼外肌,勿随意剪断肿瘤表面软组织,尽量直视下操作肿瘤后极部,防止盲目操作导致肿瘤残存或破碎。

(4)肿瘤质脆,向眶后部分离时,切忌组织钳钳夹或提拉肿瘤,可钳夹骨膜或用粗线环扎并轻提肿瘤。

(5)肿瘤一旦破碎,应立即用盐水反复冲洗术区并仔细清除播散的肿瘤组织。

(6)复发性多形性腺瘤原则上应按恶性肿瘤处治,行眶内容剜除术。复发范围较小,就诊较早者可行扩大的局部切除联合术后放疗。骨质破坏严重者应磨除被侵蚀骨质。

二、泪腺腺样囊性癌

泪腺腺样囊性癌是泪腺最常见的恶性肿瘤。

泪腺腺样囊性癌是最常见的恶性泪腺上皮性肿瘤,占比超过 60%。泪腺腺样囊性癌约占所有泪腺上皮性肿瘤的 12%,所有眼眶肿瘤的 1%。虽然泪腺腺样囊性癌的发病率不高,但需要高度警惕,因为它是高度恶性的肿瘤。

1. 流行病学

泪腺腺样囊性癌的平均发病年龄是 40 岁,但发病总体上呈双高峰:20 岁和 40 岁,有的甚至在 10 多岁发病。不过,年轻患病者多有较好的预后。

2. 临床表现

好发于 30~40 岁,女性较为多见,病程短,有明显疼痛及头痛,眶周和球结膜水肿,眼球向前下方突出,运动障碍,常有复视和视力障碍。X 线平片或 CT 扫描可显示

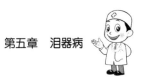

骨质破坏。本病预后较差。

3. 治疗

由于本病高度恶性,易向周围组织和骨质浸润生长和转移。一旦确诊,应考虑行眶内容摘除术。手术不易彻底清除,复发率较高,术后应配合放射治疗。

4. 预后

泪腺腺样囊性癌的预后很差。随着未来影像学技术的发展,如果能够得以早期诊断、早期治疗,泪腺腺样囊性癌的预后有望能够得到改善。

第二节　泪液分泌过少

泪液分泌过少(lacrima hyposecretion)可导致干性角膜炎及干眼症,影响视力,较难治愈。由于缺少泪液,溶菌酶缺乏,使眼睛失去一层保护屏障。

一、病因和临床表现

引起泪液分泌过少的原因较多,可分为先天性和后天性,后者以 Sjogren 综合征较为常见。

1. 先天性

先天性眼泪缺乏如无泪症(alacrima)见于 RileyDay 综合征(家族性、自主神经机能异常),表现为无泪、角膜知觉缺失和神经麻痹性角膜炎。虽然病人初期可无症状,但最终会发展为典型的干性角结膜炎。

2. Sjogren 综合征

Sjogren 综合征又称为干燥性角结膜炎是一种累及多系统的自身免疫性疾病,原因不明。原发性 Sjogren 综合征多见于女性。继发性 Sjogren 综合征则包括其他自身免疫性疾病,如风湿性关节炎、系统性红斑狼疮、硬皮病及多发性肌炎等。

患者主要表现为眼部干燥及异物感,口腔干燥。荧光素染色可见角膜上皮表面呈弥漫性点状缺损。角结膜干燥严重者可出现睑球粘连,新生血管形成,影响视力。继发性者还可出现相应其他系统异常。

3. 非 Sjogren 性泪液分泌过少

主要见于泪腺疾病(如泪腺炎、Mikulicz 综合征),泪腺手术后、外伤及感染引起的泪腺管阻塞(如严重沙眼、烧伤)及反射性泪液分泌减少(如面瘫)。

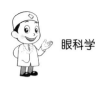

二、治疗

主要是对症治疗,减轻眼部干燥,以局部治疗为主,如甲基纤维素。无泪症可采用泪小点封闭治疗,以减少泪液流失。滴用人工泪液也可以改善症状。

第三节　泪道阻塞或狭窄

泪道起始部(泪小点、泪小管、泪总管)管径窄细,位置表浅,并与结膜囊毗邻相通,容易受到炎症、外伤的影响而发生阻塞。鼻泪管下端也是一个解剖学狭窄段,易受鼻腔病变的影响出现阻塞。

一、病因

(1)泪小点外翻,泪小点不能接触泪湖。主要原因有老年性眼睑松弛或睑外翻。

(2)泪小点异常,包括泪小点狭窄、闭塞或缺如。

(3)泪小管至鼻泪管的阻塞或狭窄,包括先天性闭锁、炎症、肿瘤、结石、外伤、异物药物毒性等各种因素引起的泪道结构或功能不全,致泪液不能排出。

(4)其他原因,如鼻阻塞等。

二、临床表现

泪道阻塞或狭窄的主要症状为泪溢。泪溢可见于婴儿。泪液排出部在胚胎成长中逐渐形成,其中鼻泪管形成最迟,常常到出生时鼻泪管下端仍有一黏膜皱襞(Hasner瓣)部分或全部遮盖鼻泪管开口,其一般在出生数月内可自行开通。鼻泪管下端发育不完全,没有完成"管道化",或留有膜状物阻塞是婴儿泪溢的主要原因。婴儿泪溢可单眼或双眼发病,泪囊若有继发感染,可出现黏液脓性分泌物,形成新生儿泪囊炎。中老年人泪溢多与功能性或器质性泪道阻塞有关,在刮风或寒冷气候时症状加重。相当多的成人泪溢并无明显的泪道阻塞,泪道冲洗通畅。泪溢为功能性滞留,主要原因是眼轮匝肌松弛,泪液泵作用减弱或消失,泪液排出障碍,出现泪溢。此为功能性泪溢。而上述列举的泪道阻塞或狭窄原因引起的泪溢均属于器质性泪溢。泪溢可造成不适感,并带来美容上的缺陷。长期泪液浸渍,可引起慢性刺激性结膜炎、下睑和面颊部湿疹性皮炎。病人不断揩拭眼泪,长期作用可致下睑外翻,从而加重泪溢症状。

三、检查方法

由于器质性泪道阻塞或狭窄可发生在泪道的任何部位,确定阻塞部位对于治疗方案的选择十分重要。泪道阻塞或狭窄的常用检查方法有:

1. 染料试验

于双眼结膜囊内滴入 1 滴 2% 荧光素钠溶液,5 分钟后观察和比较双眼泪膜中荧光素消退情况,如眼荧光素保留较多,表明该眼可能有相对性泪道阻塞;或滴入 2% 荧光素钠 2 分钟后,用一湿棉棒擦拭下鼻道,若棉棒带绿黄色,说明泪道通畅或没有完全阻塞。

2. 泪道冲洗术

泪道冲洗常可揭示泪道阻塞的部位。采用钝圆针头从泪小点注入生理盐水,根据冲洗液体流向进行判断有无阻塞及阻塞部位。通常有以下几种情况:

(1)冲洗无阻力,液体顺利进入鼻腔或咽部,表明泪道通畅。

(2)冲洗液完全从注入原路返回,为泪小管阻塞。

(3)冲洗液自下泪小点注入,由上泪小点反流,为泪总管或鼻泪管阻塞。

(4)冲洗有阻力,部分自泪小点反回,部分流入鼻腔,为鼻泪管狭窄。

(5)冲洗液自上泪小点反流,同时有黏液脓性分泌物,为鼻泪管阻塞合并慢性泪囊炎。

3. 泪道探通术

诊断性泪道探通有助于证实上泪道(泪小点、泪小管、泪囊)阻塞的部位,治疗性泪道探通主要用于婴幼儿泪道阻塞,对于成人鼻泪管阻塞,泪道探通多不能起到根治效果。

四、治疗

(1)婴儿泪道阻塞或狭窄可试用手指有规律地压迫泪囊区,自下睑眶下线内侧与眼球之间向下压迫,压迫数次后点抗生素眼液,每日 3~4 次,坚持数周,能够促使鼻泪管下端开放。大多数患儿可随着鼻泪管开口发育开通而自愈,或经过压迫痊愈。若保守治疗无效,半岁以后可考虑泪道探通术。

(2)功能性泪溢可试用硫酸锌及肾上腺素溶液点眼以收缩泪囊黏膜。

(3)泪小点狭窄、闭塞或缺如可用泪小点扩张器或泪道探针探通。

(4)睑外翻泪小点位置异常,可于泪小点下方切除一水平椭圆形结膜及结膜下结缔组织,结膜水平缝合后缩短,既可矫正睑外翻,使泪小点复位。如病人有眼睑松弛,

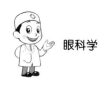

可同时作眼睑水平缩短术。此外也可实行电烙术,电灼泪小点下方结膜,术后借助瘢痕收缩使泪小点复位。

(5)泪小管阻塞可试用泪道硅管留置治疗。近年开展了激光治疗泪小管阻塞,通过探针引导导光纤维至阻塞部位,利用脉冲 YAG 激光的气化效应打通阻塞物,术后配合插管或置线,可提高疗效。对于泪总管阻塞,可采用结膜－泪囊鼻腔吻合术,用 Py-rex 管或自身静脉建立人造泪液导管,将泪液直接从结膜囊引流到泪囊或引流到鼻腔。

(6)鼻泪管狭窄可行泪囊鼻腔吻合术。

第四节　新生儿泪囊炎

新生儿泪囊炎又称先天性泪囊炎,是由于鼻泪管下端开口处的胚胎残膜在发育过程中不退缩,或因开口处为上皮碎屑所堵塞,致使鼻泪管不通畅,泪液和细菌潴留在泪囊中,引起继发性感染所致。临床表现为溢泪,结膜囊有少许黏液脓性分泌物,泪囊局部稍隆起,内眦部皮肤有时充血或出现湿疹,压迫泪囊区有黏液或黏液脓性分泌物溢出。本病需与新生儿眼炎相鉴别。

一、病因

新生儿泪囊炎是由于鼻泪管下端的胚胎残膜没有退化,阻塞鼻泪管下端,泪液和细菌潴留在泪囊内,引起继发性感染所致。约有 2% ~4% 足月产婴儿,可能有此种残膜阻塞,但绝大多数残膜可望在生后 4~6 个周内自行萎缩而恢复通畅。因骨性鼻泪管发育不良、狭窄所致者较为少见。

二、临床表现

婴儿出生后 1~2 周,发现泪囊部有肿块,有弹性,没有红、肿、压痛等急性炎症表现,偶尔可引起急性泪囊炎的症状。

三、治疗

用手指对泪囊肿块向下作按摩,如囊肿突然消失,表示残膜已被挤破,即告痊愈。如经 6 个月以上的保守治疗,包括多次按摩仍不见效者,可经冲洗及滴用抗生素后再用探针探通,多可获得痊愈。如有泪囊周围炎时,应先按照急性泪囊炎处理。

第六章　结膜病

第一节　概述

一、防护机制和破坏因素

结膜(conjunctiva)是由眼睑缘间部末端开始,覆盖于眼睑后和眼球前的一层半透明黏膜组织,由球结膜、睑结膜和穹隆部结膜三部分构成,睑结膜与睑板结合紧密,角结膜缘外的球结膜和穹隆部结膜则与眼球结合疏松。

结膜从组织学上分为上皮层和黏膜下基质层。结膜上皮的细胞形态变异很大,球结膜以复层鳞状上皮为主,睑结膜上皮为分层立方状,向穹隆部逐渐过渡为柱状上皮,杯状细胞数量在结膜上皮细胞基底细胞的数量中占到约10%,多分布在睑结膜和鼻下区域球结膜。结膜的实质层由疏松结缔组织组成,并且含有由淋巴细胞和其他的白细胞组成的结膜相关淋巴样组织。

结膜富含神经和血管。睑结膜与眼睑有共同的血液供应,球结膜血液供应来源于眼动脉分支的前睫状动脉。结膜感觉由第V颅神经眼支的泪腺、眶上、滑车上和眶下神经分支支配。结膜不仅具有眼表屏障功能,还含有相关的淋巴组织,包含了免疫球蛋白、中性粒细胞和淋巴细胞(100000个/mm^2)、肥大细胞(5000个/mm^2)、浆细胞等。除此之外,结膜基质层本身含有抗原递呈细胞。生理情况下结膜组织不含嗜碱性粒细胞和嗜酸性粒细胞。结膜作为黏膜相关淋巴组织(MALT),淋巴细胞与黏膜上皮细胞之间通过生长因子、细胞因子和神经肽介导的调节信号相互作用,促进调节性免疫应

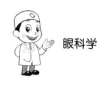

答的发生。

结膜上皮与角膜上皮、泪道黏膜上皮及泪腺开口的上皮相延续,关系密切,因此这些部位的疾病容易相互影响。结膜大部分表面暴露于外界,易受外界环境的刺激和微生物感染而致病,最常见的疾病为结膜炎,其次为变性疾病。结膜上皮细胞的创伤愈合与其他的黏膜细胞相似,上皮细胞损伤通常在 1～2 天内可修复。而结膜基质的修复伴有新生血管的生长,修复过程受血管生成数量、炎症反应程度、组织更新速度等因素影响。结膜的浅表层通常由疏松组织构成,在损伤后不能恢复为与原先完全相同的组织,深层的组织(纤维组织层)损伤修复后,成纤维细胞过度增生,分泌胶原使结膜组织黏附于巩膜,这也是内眼手术后结膜瘢痕组织形成的原因。

二、病因

结膜与各种各样的微生物以及外界环境相接触,眼表的特异性和非特异性防护机制使其具有一定的预防感染和使感染局限的能力,但当这些防御能力减弱或外界致病因素增强时,将引起结膜组织的炎症发生,其特征是血管扩张,渗出和细胞浸润,这种炎症统称为结膜炎。

结膜炎是眼科最常见的疾病之一,其致病原因可分为微生物性和非微生物性两大类,根据不同来源可为外源性或内源性,也可因邻近组织炎症蔓延而致。最常见的是微生物感染,致病微生物可为细菌(如肺炎球菌、流感嗜血杆菌、金黄色葡萄球菌、脑膜炎双球菌、淋球菌等)、病毒(如人腺病毒株、单孢病毒Ⅰ型和Ⅱ型、微小核糖核酸病毒)或衣原体。偶见真菌、立克次体和寄生虫感染。物理性刺激(如风沙、烟尘、紫外线等)和化学性损伤(如医用药品、酸碱或有毒气体等)也可引起结膜炎。还有部分结膜炎是由免疫性病变(过敏性)、与全身状况相关的内因(肺结核、梅毒、甲状腺病等)、邻近组织炎症蔓延(角膜、巩膜、眼睑、眼眶、泪器、鼻腔与鼻旁鼻窦等)引起。

三、分类

根据结膜炎的发病快慢可分为超急性、急性或亚急性、慢性结膜炎。一般而言,病程少于三周者为急性结膜炎,而超过三周者为慢性结膜炎。根据病因可分为感染性、免疫性、化学性或刺激性、全身疾病相关性、继发性和不明原因性结膜炎。按结膜对病变反应的主要形态可分为乳头性、滤泡性、膜性/假膜、瘢痕性和肉芽肿性结膜炎。

四、常见体征

结膜炎症状有异物感、烧灼感、痒、畏光、流泪。重要的体征有结膜充血、水肿、渗出物、乳头增生、滤泡、伪膜和真膜、肉芽肿、假性上睑下垂、耳前淋巴结肿大等。

（一）结膜充血

可由多种因素刺激引起，包括感染、化学性烟雾、风、紫外线辐射和长期局部用药等，是急性结膜炎最常见的体征。结膜充血的特点是表层血管充血，以穹隆部明显，向角膜缘方向充血减轻，这些表层血管可随结膜机械性移动而移动，并于局部点用肾上腺素后充血消失。

（二）结膜分泌物

各种急性结膜炎共有的体征，分泌物可为脓性、黏脓性或浆液性。细菌侵及结膜后可致多形核白细胞反应，起初分泌物呈较稀的浆液状，随着杯状细胞分泌黏液及炎症细胞和坏死上皮细胞的增加，分泌物变成黏液性及脓性。最常引起脓性分泌物的病原体是淋球菌和脑膜炎球菌，其他致病菌通常引起黏液脓性分泌物。由于黏液脓性分泌物可紧紧粘住睫毛，从而使睑缘粘在一起，患者晨间醒来，可出现睁眼困难，提示可能为细菌性感染或衣原体感染。过敏性结膜炎分泌物呈黏稠丝状。病毒性结膜炎的分泌物呈水样或浆液性。

（三）乳头增生

结膜炎症的一种非特异性体征。多见于睑结膜，外观扁平，乳头较小时，呈现天鹅绒样外观，角结膜缘部的多呈圆顶状。在生理状态下，翻转上眼睑后于睑结膜的上缘可见一些大乳头，可能与此部位膈样固定结构较少有关。乳头由增生肥大的上皮层皱叠或隆凸而成，裂隙灯下见中心有扩张的毛细血管到达顶端，并呈轮辐样散开。红色乳头性结膜炎多为细菌性或衣原体性结膜炎。上睑结膜乳头主要见于春季结膜炎和结膜对异物（如缝线、角膜接触镜、人工角膜等）的刺激反应，下睑也出现时多见于过敏性结膜炎。

直径大于 1mm 的增生乳头，称巨乳头，其发生原因是附着在结膜上皮到睑板的膈样固定结构崩解，引起乳头融合所致。巨乳头可见于多种不同病因，如春季角结膜炎，特应性角结膜炎，接触镜、义眼或缝线引起等。睑结膜型春季结膜炎的巨乳头呈多角形，表面扁平，而角膜缘型春季结膜炎的巨乳头则表面光滑圆润，常与 Horner – Trantas 小点伴存。接触镜引起的巨乳头多发生在上睑结膜，轻度隆起，不对称，表面苍白，容易和睑板上缘的早期滤泡相混淆，接触镜取下后，患者症状逐渐消退，但巨乳头体征仍将持续数月。

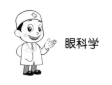

（四）滤泡形成

由淋巴细胞反应引起,呈外观光滑,半透明隆起的结膜改变。滤泡散在分布,常发生于上睑结膜和下穹隆结膜,也可见于角结膜缘部结膜。滤泡的直径一般为 0.5～2.0mm,也有些超过 2.0mm,和乳头不同,滤泡中央无血管,血管从周边基底部向顶部逐渐消失。滤泡的鉴别非常重要,是某些结膜炎的相对特异的炎症反应体征。大多数病毒性结膜炎、衣原体结膜炎(除外新生儿包涵体结膜炎)、一些寄生虫引起的结膜炎、药物(碘苷、地匹福林、缩瞳剂)引起的结膜炎都造成滤泡形成。有报道也可见于摩拉克氏菌性结膜炎和脑膜炎球菌性结膜炎。滤泡位于下穹隆睑板边缘,诊断价值不大,如果位于上睑板,则要考虑衣原体、病毒或药物性结膜炎的可能。儿童和青少年的滤泡增殖并不都意味着病理性改变,正常年轻人的颞侧结膜有时也可见小滤泡,常于穹隆部明显,近睑缘部消失,是一种生理性改变称为良性淋巴样滤泡增殖症。

（五）真膜和伪膜

某些病原体感染可引起真膜或伪膜,由脱落的结膜上皮细胞、白细胞、病原体和富含纤维素性的渗出物混合形成。真膜是严重炎症反应渗出物在结膜表面凝结而成,累及整个上皮,强行剥除后创面粗糙,易出血。伪膜是上皮表面的凝固物,去除后上皮仍保持完整。过去认为,白喉棒状杆菌结膜炎和 β-溶血性链球菌结膜炎是膜形成的主要病因,但近年来,腺病毒结膜炎则成为最常见病因,其次是原发性单疱病毒性结膜炎,其他还包括春季结膜炎、包涵体性结膜炎和念珠菌感染性结膜炎。多形性红斑或 Stevens-Johnson 综合征常累及黏膜和皮肤,导致双侧假膜形成,最终形成严重结膜疤痕,杯状细胞丢失、睑内翻、倒睫和角膜缘干细胞衰竭。

（六）球结膜水肿

血管扩张时的渗出液进入到疏松的球结膜下组织,导致结膜水肿,水肿严重时,球结膜可突出于睑裂之外。急性过敏性结膜炎、淋球菌或脑膜炎球菌结膜炎、腺病毒结膜炎都有明显的结膜水肿。结膜水肿的出现可以早于细胞浸润和分泌物等体征。除炎症外,眶静脉受损或淋巴回流受阻、血管内渗透压低等都可引起结膜水肿。

（七）结膜下出血

严重的结膜炎如腺病毒和肠道病毒所致的流行性结膜炎和 Kochweeks 杆菌所致的急性结膜炎等,除可出现结膜充血外,还可出现点状或片状的球结膜下出血,色鲜红,量多时呈暗红色。

（八）结膜肉芽肿

肉芽肿一般是由增殖的纤维血管组织和单核细胞、巨噬细胞所构成。常见睑板腺囊肿，及一些内源性疾病如梅毒、猫抓病、肉瘤病、Parinaud 眼腺综合征等。Parinaud 眼腺综合征表现为单眼肉芽肿性结膜炎和局部滤泡增殖，常伴有耳前或下颌下淋巴结肿大，发热和其他全身表现。组织活检有助于这些疾病的诊断。

（九）结膜瘢痕

单纯的结膜上皮损伤不会导致瘢痕的产生，只有损害累及基质层才形成瘢痕。瘢痕早期表现为结膜穹隆变浅，线状或星状、花边状的上皮纤维化。长期的结膜下瘢痕化可引起睑内翻和倒睫等并发症。随着病程的发展，变浅的结膜穹隆损害加重。严重的瘢痕化终末期表现为结膜穹隆消失，上皮角质化，睑球粘连，如眼类天疱疮病。膜性结膜炎后期可导致上皮下纤维化和睑球粘连，这种瘢痕化可出现在结膜的任何部位。特发性结膜炎后期的并发瘢痕常呈灶性且位于巨乳头的中央，最后可导致结膜下穹隆广泛性收缩，但一般不出现睑内翻和倒睫。沙眼的瘢痕特异性病理改变是瘢痕边缘围有滤泡，称之为"Herbert 小凹"。沙眼的结膜下纤维化可发生于上睑板上界的附近，称之为 Arlt 线。

五、常用诊断方法

临床上可根据结膜炎的基本症状和体征如结膜充血、分泌物增多、眼睑肿胀等，做出诊断，但确诊是何病因所致的结膜炎尚需依靠实验室检查。实验室检查包括细胞学、病原体的培养和鉴定，以及免疫学和血清学检查等。

病史对诊断非常重要。感染性结膜炎多双眼发病，常传染至家人或社区人群。急性病毒性结膜炎的患者多于疾病早期出现一眼发病，数天后对侧眼也受累。单眼发病常见于中毒性、药物性或外伤引起的结膜炎。病程对诊断很有帮助，也是常用的结膜炎分类标准。一般而言，病程少于三周者为急性结膜炎，而超过三周者为慢性结膜炎。另外，渗出物的类型和炎症发生的部位亦是明确诊断的重要依据。

（一）临床检查

临床症状和主要体征出现的部位不同有助于结膜炎的鉴别诊断。其中结膜滤泡和乳头出现的位置、形态、大小均是重要的诊断和鉴别诊断依据，例如沙眼的炎症上睑结膜较下睑严重，滤泡常出现于上睑结膜边缘部，而包涵体性结膜炎的滤泡增殖性改变更常见于下睑结膜。此外分泌物的多少及性质、真膜/伪膜、溃疡、疱疹、角膜炎及血管翳是否存在，耳前淋巴结是否肿大，皆有助于诊断，不同结膜炎的临床特征和诊断要

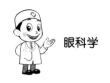

点将在各论中详细阐述。

（二）病原学检查

为了病因诊断和正确治疗,有时必须进行病原学检查。结膜分泌物涂片可帮助诊断有无细菌感染,例如淋球菌引起的结膜感染,在结膜上皮和中性粒细胞的细胞内可以找到成双排列的淋球菌。必要时可做细菌和真菌的培养、药物敏感试验等。如无菌生长,则应考虑衣原体或病毒可能性,需做分离鉴定。病毒的分离和培养因其技术复杂、价格昂贵且耗时长而临床上不常进行。另外,还可应用免疫荧光、酶联免疫测定、聚合酶链反应(PCR)等方法来检测病原体的抗原。检查患者急性期和恢复期血清中血清抗体的效价也有助于诊断病毒性结膜炎,特别是单纯疱疹病毒性结膜炎,其急性期的外周血中血清抗体滴度可升高四倍甚至更多。

（三）细胞学检查

不同类型的结膜炎,其细胞反应也不相同,结膜分泌物涂片检查 Gram 染色（鉴别细菌种属）,Giemsa 染色（分辨细胞形态、类型）有助于临床诊断。结膜刮片的取材部位应选择在炎症最明显的区域,以提高检出率,如果病变波及睑结膜,则上睑结膜是理想的进行结膜刮片取材的部位。

细菌性结膜炎涂片多形核白细胞占多数。病毒性结膜炎则是单核细胞特别是淋巴细胞占多数。伪膜形成（流行性角结膜炎）时中性粒细胞增多,提示结膜坏死。衣原体结膜炎涂片中性粒细胞和淋巴细胞各占一半。过敏性结膜炎活检标本中见嗜酸和嗜碱性粒细胞,但结膜涂片中数量很少。春季结膜炎上皮细胞中见大量嗜酸性颗粒。春季结膜炎、遗传性过敏结膜炎和过敏性结膜炎患者泪液中可以检出嗜酸性粒细胞分泌的蛋白产物。各种类型的结膜炎基质中都有浆细胞浸润,通常它们不能通过上皮细胞层,如果上皮层坏死,浆细胞才能到达结膜表面被检出,例如沙眼滤泡破裂后,结膜分泌物涂片和刮片检出浆细胞阳性。结膜刮片找到包涵体也有助于沙眼确诊

六、结膜炎的治疗原则

针对病因治疗,局部给药为主,必要时全身用药。急性期忌包扎患眼。

（1）眼药水滴眼:治疗结膜炎最基本的给药途径。对于微生物性结膜炎,应选用敏感的抗菌药物或/和抗病毒眼药水。必要时可根据病原体培养和药敏试验选择有效的药物。重症患者在未行药物敏感实验前可用几种混合抗生素眼药水点眼。急性期应频繁点用眼药水,每 1~2 小时一次。病情好转后可减少滴眼次数。

（2）眼药膏涂眼:眼膏在结膜囊停留的时间较长,宜睡前使用,可发挥持续的治疗

作用。

(3)冲洗结膜囊:当结膜囊分泌物较多时,可用无刺激性的冲洗液(生理眼水或3%硼酸水)冲洗,每天1~2次,以清除结膜囊内的分泌物。冲洗液勿流入健眼,引起交叉感染。

(4)全身治疗:严重的结膜炎如淋球菌性结膜炎和衣原体性结膜炎,除了局部用药外还需全身使用抗生素或磺胺药。

七、结膜炎的预后和预防

大多数类型的结膜炎愈合后不会遗留并发症,少数可因并发角膜炎症进而损害视力。严重或慢性的结膜炎症可发生永久性改变,如结膜瘢痕导致的睑球粘连、眼睑变形或继发干眼。

传染性结膜炎可造成流行性感染,因此必须做好预防。结膜炎多为接触传染,故提倡勤洗手、洗脸、不用手和衣袖擦眼。传染性结膜炎患者应隔离,患者用过的盥洗用具必须采取隔离并消毒处理。医务人员检查患者后要洗手消毒,防止交叉感染。对理发店、饭店、工厂、学校、托儿所、游泳池等人员集中场所进行卫生宣传、定期检查、加强管理。

第二节 细菌性结膜炎

正常情况下结膜囊内可存有细菌,大约90%的人结膜囊内可分离出细菌,其中35%的人更可分离出一种以上的细菌,这些正常菌群主要是表皮葡萄球菌(>60%),类白喉杆菌(35%)和厌氧痤疮丙酸杆菌,这些细菌可通过释放抗生素样物质和代谢产物,减少其他致病菌的侵袭。当致病菌的侵害强于宿主的防御机能或宿主的防御机能受到破坏的情况下,如干眼、长期使用糖皮质激素等,即可发生感染。患者眼部有结膜炎症和脓性渗出物时,应怀疑细菌性结膜炎。按发病快慢可分为超急性(24 小时内)、急性或亚急性(几小时至几天)、慢性(数天至数周)。按病情的严重情况可分为轻、中、重度。急性结膜炎患者均有不同程度的结膜充血和结膜脓性、黏液性或黏脓性分泌物。急性结膜炎通常有自限性,病程在2 周左右,局部有效治疗可以减少发病率和疾病持续时间,给予敏感抗生素治疗后,在几天内痊愈。慢性结膜炎无自限性,治疗较棘手。

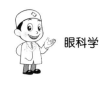

其他较少见的细菌有结核分枝杆菌、白喉杆菌等。

慢性结膜炎可由急性结膜炎治疗不当演变而来,也可能为链球菌或其他毒力不强的菌类感染后一开始就呈慢性炎症过程,发病无季节性。还可由不良环境刺激如粉尘和化学烟雾等,眼部长期应用有刺激性的药物、屈光不正、烟酒过度、睡眠不足等引起。很多患者同时存在睑内翻、倒睫,以及慢性泪囊炎、慢性鼻炎等周围组织炎症。

一、临床表现

急性乳头状结膜炎伴有卡他性或黏脓性渗出物是多数细菌性结膜炎的特征性表现。起先单眼发病,通过手接触传播后波及双眼。患者眼部刺激感和充血,晨间醒来睑缘有分泌物,起初分泌物呈较稀的浆液性,随病情进展变成黏液性及脓性。偶有眼睑水肿,视力一般不受影响,角膜受累后形成斑点状上皮混浊可引起视力下降。细菌性结膜炎乳头增生和滤泡形成的严重程度取决于细菌毒力包括侵袭力。白喉杆菌和溶血性链球菌可引起睑结膜面膜或伪膜形成。

(一)超急性细菌性结膜炎

由奈瑟氏菌属细菌(淋球菌或脑膜炎球菌)引起。其特征为,潜伏期短(10 小时至 2～3 天不等),病情进展迅速,结膜充血水肿伴有大量脓性分泌物。约有 15%～40% 患者可迅速引起角膜混浊,浸润,周边或中央角膜溃疡,治疗不及时,几天后可发生角膜穿孔,严重威胁视力。其他并发症包括前房积脓性虹膜炎、泪腺炎和眼睑脓肿。淋球菌性结膜炎成人主要是通过生殖器 – 眼接触传播而感染,新生儿主要是分娩时经患有淋球菌性阴道炎的母体产道感染,发病率大约为 0.04%。奈瑟氏脑膜炎球菌性结膜炎最常见患病途径是血源性播散感染,也可通过呼吸道分泌物传播。成人淋球菌性结膜炎较脑膜炎球菌性结膜炎更为常见,而脑膜炎球菌性结膜炎多见于儿童,通常为双眼性,潜伏期仅为数小时至 1 天,表现类似淋球菌性结膜炎,严重者可发展成化脓性脑膜炎,危及患者的生命。两者在临床上往往难以鉴别,两种致病菌均可引起全身扩散,包括败血症。特异性诊断方法需要培养和糖发酵试验。近年来,奈瑟菌属出现青霉素耐药菌群,因此药物敏感试验非常重要。

新生儿淋球菌性结膜炎潜伏期 2～5 天者多为产道感染,出生后 7 天发病者为产后感染。双眼常同时受累。有畏光、流泪,眼睑高度水肿,重者突出于睑裂之外,可有假膜形成。分泌物由病初的浆液性很快转变为脓性,脓液量多,不断从睑裂流出,故又有“脓漏眼”之称。常有耳前淋巴结肿大和压痛。严重病例可并发角膜溃疡甚至眼内炎。感染的婴儿可能还有并发其他部位的化脓性炎症,如关节炎、脑膜炎、肺炎、败血症等。

(二)急性或亚急性细菌性结膜炎

又称"急性卡他性结膜炎",俗称"红眼病",传染性强多见于春秋季节,可散发感染,也可流行于学校、工厂等集体生活场所。发病急,潜伏期 1~3 天,两眼同时或相隔 1~2 天发病。发病 3~4 天时病情达到高潮,以后逐渐减轻,病程多少于 3 周。最常见的致病菌是肺炎双球菌、金黄色葡萄球菌和流感嗜血杆菌。病原体可随季节变化,有研究显示冬季主要是肺炎双球菌引起的感染,流感嗜血杆菌性结膜炎则多见于春夏时期。

(1)金黄色葡萄球菌通过释放外毒素和激活生物活性物质如溶血素、溶纤维蛋白溶酶、凝固酶等引起急性化脓性结膜炎。患者多半有睑缘炎,任何年龄均可发病,晨起由于黏液脓性分泌物糊住眼睑而睁眼困难,较少累及角膜。表皮葡萄球菌引起的结膜炎少见。

(2)肺炎双球菌性结膜炎有自限性,儿童发病率高于成人。潜伏期大约 2 天,结膜充血、黏脓性分泌物等症状在 2~3 天后达到顶点。上睑结膜和穹隆结膜可有结膜下出血,球结膜水肿,但很少引起严重化脓性结膜炎。可有上呼吸道症状,很少引起肺炎。

(3)流感嗜血杆菌是儿童细菌性结膜炎的最常见病原体,80% 成人上呼吸道中可见流感嗜血杆菌共生。流感嗜血杆菌属可引起两种不同临床表现结膜炎。潜伏期约 24 小时,临床表现为结膜充血、水肿、球结膜下出血,脓性或黏液脓性分泌物,症状 3~4 天达到高峰,在开始抗生素治疗后 7~10 天症状消失,不治疗可复发。流感嗜血杆菌Ⅲ型感染还可并发卡他性边缘性角膜浸润或溃疡。儿童流感嗜血杆菌感染可引起眶周蜂窝织炎,部分患者伴有体温升高、身体不适等全身症状。

(4)其他:白喉杆菌引起的急性膜性或假膜性结膜炎,20 世纪初开始使用白喉杆菌类毒素后发病率明显下降,如今白喉杆菌性结膜炎偶见于儿童咽白喉患者,最初,眼睑红、肿、热、痛,可有耳前淋巴结肿大,严重病例球结膜面可有灰白色 - 黄色膜和假膜形成,坏死脱落后形成瘢痕。角膜溃疡少见,但一旦累及很容易穿孔。白喉毒素可致眼外肌和调节麻痹,干眼、睑球粘连、倒睫和睑内翻是白喉杆菌性结膜炎的常见并发症。本病有强传染性,需全身使用抗生素。

其他少见的急性化脓性结膜炎有:摩拉克氏菌结膜炎在免疫力低下和酗酒人群中可见,假单胞菌属、埃希氏菌属、志贺氏菌和梭菌属等偶可引起单眼感染,眼睑肿胀,球结膜水肿,可有假膜形成,极少累及角膜。

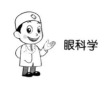

(三)慢性细菌性结膜炎

可由急性结膜炎演变而来,或毒力较弱的病原菌感染所致。多见于鼻泪管阻塞或慢性泪囊炎病人,或慢性睑缘炎或睑板腺功能异常者。金黄色葡萄球菌和摩拉克菌是慢性细菌性结膜炎最常见的两种病原体。

慢性结膜炎进展缓慢,持续时间长,可单侧或双侧发病。症状多种多样,主要表现为眼痒,烧灼感,干涩感,眼刺痛及视力疲劳。结膜轻度充血,可有睑结膜增厚、乳头增生,分泌物为黏液性或白色泡沫样。摩拉克菌可引起眦部结膜炎,伴外眦角皮肤结痂、溃疡形成及睑结膜乳头和滤泡增生。金黄色葡萄球菌引起者常伴有溃疡性睑缘炎或角膜周边点状浸润。

二、诊断

根据临床表现、分泌物涂片或结膜刮片等检查,可以诊断。结膜刮片和分泌物涂片通过 Gram 和 Giemsa 染色可在显微镜下发现大量多形核白细胞和细菌。为明确病因和指导治疗,对于伴有大量脓性分泌物者、结膜炎严重的儿童和婴儿,及治疗无效者应进行细菌培养和药物敏感试验,有全身症状的还应进行血培养。

三、治疗

去除病因,抗感染治疗,在等待实验室结果时,医生应开始局部使用广谱抗生素,确定致病菌属后给予敏感抗生素。根据病情的轻重可选择结膜囊冲洗、局部用药、全身用药或联合用药。切勿包扎患眼,但可佩戴太阳镜以减少光线的刺激。超急性细菌性结膜炎治疗应在诊断性标本收集后立即进行,以减少潜在的角膜及全身感染的发生,局部治疗和全身用药并重。成人急性或亚急性细菌性结膜炎一般选择滴眼液。儿童则选择眼膏,避免哭泣时滴眼液随眼泪排除,而且其作用时间更长。慢性细菌性结膜炎治疗基本原则与急性结膜炎相似,需长期治疗,疗效取决于患者对治疗方案的依从性。各类型结膜炎波及角膜时应按角膜炎治疗原则处理。

1. 局部治疗

(1)当患眼分泌物多时,可用无刺激性的冲洗剂如3%硼酸水或生理盐水冲洗结膜囊。冲洗时要小心操作,避免损伤角膜上皮,冲洗液勿流入健眼,以免造成交叉传染。

(2)局部充分滴用有效的抗生素眼药水和眼药膏。急性阶段每1～2小时1次。目前常使用广谱氨基苷类或喹诺酮类药物,如0.3%庆大霉素、0.3%妥布霉素、0.3%环丙沙星、0.3%氧氟沙星、0.3%～0.5%左氧氟沙星眼药水或眼药膏。在特殊情况下,可使用合成抗生素滴眼液。如甲氧苯青霉素耐药性葡萄球菌性结膜炎可使用 5mg/ml 万古霉素滴眼液。慢性葡萄球菌性结膜炎对杆菌肽和红霉素反应良好,还可适当应用收敛剂如 0.25% 硫酸锌眼药水。

2. 全身治疗

(1)奈瑟氏菌性结膜炎应全身及时使用足量的抗生素,肌注或静脉给药。淋球菌性结膜炎角膜未波及,成人大剂量肌注青霉素或头孢曲松钠 1g 即可,如果角膜也被感染,加大剂量,1~2g/d,连续 5 天。青霉素过敏者可用大观霉素(2g/d,肌注)。除此之外,还可联合口服 1g 阿奇霉素或 100mg 多西环素,每日 2 次,持续 7 天;或喹诺酮类药物(环丙沙星 0.5g 或氧氟沙星 0.4g,每日 2 次,连续 5 天)。

大约 1/5 外源性(原发性)脑膜炎球菌性结膜炎可引起脑膜炎球菌血症,单纯局部治疗患者发生菌血症的概率比联合全身用药患者高 20 倍。因此必须联合全身治疗。脑膜炎球菌性结膜炎可静脉注射或肌注青霉素。青霉素过敏者可用氯霉素代替。2 天内可有明显疗效。有脑膜炎球菌性结膜炎患者接触史者应进行预防性治疗,可口服利福平每日 2 次持续 2 天,推荐剂量是成人 600mg,儿童 10mg/kg。

(2)流感嗜血杆菌感染而致的急性细菌性结膜炎,或伴有咽炎、急性化脓性中耳炎的患者局部用药的同时应口服头孢类抗生素或利福平。

(3)慢性结膜炎的难治性病例和伴有酒糟鼻患者需口服多西环素 100mg,1~2 次/日,持续数月。

四、预防

(1)严格注意个人卫生和集体卫生。提倡勤洗手、洗脸和不用手或衣袖拭眼。

(2)急性期患者需隔离,以避免传染,防止流行。一眼患病时应防止另眼感染。

(3)严格消毒病人用过的洗脸用具、手帕及接触的医疗器皿。

(4)医护人员在接触病人之后必须洗手消毒以防交叉感染。必要时应戴防护眼镜。

(5)新生儿出生后应常规立即用 1% 硝酸银眼药水滴眼 1 次或涂 0.5% 四环素眼药膏,以预防新生儿淋菌性结膜炎和衣原体性结膜炎。

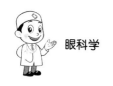

第三节　衣原体性结膜炎

一、衣原体的特性

衣原体是介于细菌与病毒之间的微生物,归于立克次纲,衣原体目。具有细胞壁和细胞膜,以二分裂方式繁殖,可寄生于细胞内形成包涵体。衣原体目分为二属。属Ⅰ为沙眼衣原体,可引起沙眼、包涵体性结膜炎和淋巴肉芽肿;属Ⅱ为鹦鹉热衣原体,可引起鹦鹉热。衣原体性结膜炎包括沙眼、包涵体性结膜炎、性病淋巴肉芽肿性结膜炎等。

二、沙眼

沙眼(trochoma)是由沙眼衣原体(chlamydia)感染所致的一种慢性传染性结膜角膜炎,是导致盲目的主要疾病之一。全世界有 3 亿~6 亿人感染沙眼,感染率和严重程度同当地居住条件以及个人卫生习惯密切相关。50 年代以前该病曾在我国广泛流行,是当时致盲的首要病因,70 年代后随着生活水平的提高、卫生常识的普及和医疗条件的改善,其发病率大大降低,但仍然是常见的结膜病之一。

(一)病因

沙眼衣原体由我国汤飞凡、张晓楼等人于 1955 年用鸡胚培养的方法在世界上首次分离出来。从抗原性上可分为 A、B、Ba、C、D、E、F、J、H、I、K 等 12 个免疫型,地方性流行性沙眼多由 A、B、C 或 Ba 抗原型所致,D~K 型主要引起生殖泌尿系统感染以及包涵体性结膜炎。张力、张晓楼等(1990)对中国华北地区沙眼衣原体免疫型进行检测,结果表明华北地区沙眼以 B 型为主,C 型次之,我国其他地区的发病情况缺乏流行病学资料。沙眼为双眼发病,通过直接接触或污染物间接传播,节肢昆虫也是传播媒介。易感危险因素包括不良的卫生条件、营养不良、酷热或沙尘气候。热带、亚热带区或干旱季节容易传播。

(二)临床表现

急性沙眼感染主要发生在学前和低年学龄儿童,但在 20 岁左右时,早期的瘢痕并发症才开始变得明显。成年后的各个时期均可以出现严重的眼睑和角膜并发症。男女急性沙眼的发生率和严重程度相当,但女性沙眼的严重瘢痕比男性高出 2~3 倍,推测这种差别与母亲和急性感染的儿童密切接触有关。

一般起病缓慢,多为双眼发病,但轻重程度可有不等。沙眼衣原体感染后潜伏期5~14 天。幼儿患沙眼后,症状隐匿,可自行缓解,不留后遗症。成人沙眼为亚急性或急性发病过程,早期即出现并发症。沙眼初期表现为滤泡性慢性结膜炎,以后逐渐进展到结膜瘢痕形成。

急性期症状包括畏光、流泪、异物感,较多黏液或黏液脓性分泌物。可出现眼睑红肿,结膜明显充血,乳头增生,上下穹窿部结膜满布滤泡,可合并弥漫性角膜上皮炎及耳前淋巴结肿大。

慢性期无明显不适,仅眼痒、异物感、干燥和烧灼感。结膜充血减轻,结膜污秽肥厚,同时有乳头及滤泡增生,病变以上穹窿及睑板上缘结膜显著,并可出现垂帘状的角膜血管翳。病变过程中,结膜的病变逐渐为结缔组织所取代,形成瘢痕。最早在上睑结膜的睑板下沟处,称之为 Arlt 线,渐成网状,以后全部变成白色平滑的瘢痕。角膜缘滤泡发生瘢痕化改变临床上称为 Herbet 小凹。沙眼性角膜血管翳及睑结膜瘢痕为沙眼的特有体征。

重复感染时,并发细菌感染时,刺激症状可更重,且可出现视力减退。晚期发生睑内翻与倒睫、上睑下垂、睑球粘连、角膜混浊、实质性结膜干燥症、慢性泪囊炎等并发症。症状更明显,可严重影响视力,甚至失明。

我国在 1979 年也制定了适合我国国情的分期方法。即:

Ⅰ期(进行活动期)上睑结膜乳头与滤泡并存,上穹隆结膜模糊不清,有角膜血管翳。

Ⅱ期(退行期)上睑结膜自瘢痕开始出现至大部分变为瘢痕。仅留少许活动病变。

Ⅲ期(完全瘢痕期)上睑结膜活动性病变完全消失,代之以瘢痕,无传染性。

(三)诊断

多数沙眼根据乳头、滤泡、上皮角膜炎、血管翳、角膜缘滤泡、Herbert 小凹等特异性体征可以做出诊断。由于睑结膜的乳头增生和滤泡形成并非为沙眼所特有,因此早期沙眼的诊断在临床病变尚不完全具备时较困难,有时只能诊断"疑似沙眼",要确诊须辅以实验室检查。WHO 要求诊断沙眼时至少符合下述标准中的 2 条:

(1)上睑结膜 5 个以上滤泡。

(2)典型的睑结膜瘢痕。

(3)角膜缘滤泡或 Herbet 小凹。

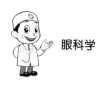

（4）广泛的角膜血管翳。

除了临床表现,实验室检查可以确定诊断。沙眼细胞学的典型特点是可检出淋巴细胞、浆细胞和多形核白细胞,但细胞学检查的假阳性率高。

结膜刮片后行 Giemsa 染色可显示位于核周围的兰色或红色细胞质内的包涵体。改良的 Diff - Quik 染色将检测包涵体的时间缩短为几分钟。荧光标记的单克隆抗体试剂盒检测细胞刮片衣原体抗原、酶联免疫测定、聚合酶链反应都有高度敏感和高特异性,但要求操作者较熟练地掌握操作技术,花费也昂贵。沙眼衣原体培养需要放射线照射或细胞稳定剂(如放线菌酮)预处理,通常在生长 48～72 小时后用碘染色单层细胞,或通过特殊的抗衣原体单克隆抗体检测,是重要的实验室检查,但技术要求高,不能广泛应用。

（四）鉴别诊断

需和其他滤泡性结膜炎相鉴别。

（1）慢性滤泡性结膜炎:原因不明。常见于儿童及青少年,皆为双侧。下穹隆及下睑结膜见大小均匀,排列整齐的滤泡,无融合倾向。结膜充血并有分泌物,但不肥厚,数年后不留痕迹而自愈,无角膜血管翳。无分泌物和结膜充血等炎症症状者谓之结膜滤泡症。一般不需治疗,只在有自觉症状时才按慢性结膜炎治疗。

（2）春季结膜炎:本病睑结膜增生的乳头大而扁平,上穹隆部无病变,也无角膜血管翳。结膜分泌物涂片中可见大量嗜酸性细胞。

（3）包涵体性结膜炎:本病与沙眼的主要不同之处在于,滤泡以下穹隆部和下睑结膜显著,没有角膜血管翳。实验室可通过针对不同衣原体抗原的单克隆抗体进行免疫荧光检测来鉴别其抗原血清型,从而与之鉴别。

（4）巨乳头性结膜炎:本病所致的结膜乳头可与沙眼性滤泡相混淆,但有明确的角膜接触镜佩戴史。

（五）治疗

包括全身和眼局部药物治疗及对并发症的治疗。

局部用 0.1% 利福平眼药水、0.1% 酞丁胺眼药水或 0.5% 新霉素眼药水等点眼,4次/d。夜间使用红霉素类、四环素类眼膏,疗程最少 10～12 周。经过一段时间治疗后,在上睑结膜仍可能存在滤泡,但这并不是治疗失败的依据。

急性期或严重的沙眼应全身应用抗生素治疗,一般疗程为 3～4 周。可口服多西环素 100mg,2 次/d;或红霉素 1g/d 分四次口服。手术矫正倒睫及睑内翻,是防止晚期沙眼瘢痕形成导致眼盲的关键措施。

（六）预防及预后

沙眼是一种持续时间长的慢性疾病，现在已有600万～700万人因沙眼致盲。相应治疗和改善卫生环境后，沙眼可缓解或症状减轻，避免严重并发症。在流行地区，再度感染常见，需要重复治疗。预防措施和重复治疗应结合进行。应培养良好的卫生习惯，避免接触传染，改善环境，加强对服务行业的卫生管理。

三、包涵体性结膜炎

包涵体性结膜炎是 D～K 型沙眼衣原体引起的一种通过性接触或产道传播的急性或亚急性滤泡性结膜炎。包涵体性结膜炎好发于性生活频繁的年轻人，多为双侧。衣原体感染男性尿道和女性子宫颈后，通过性接触或手－眼接触传播到结膜，游泳池可间接传播疾病。新生儿经产道分娩也可能感染。由于表现有所不同，临床上又分为新生儿和成人包涵体性结膜炎。

（一）临床表现

1. 成人包涵体性结膜炎

接触病原体后 1～2 周，单眼或双眼发病。表现为轻、中度眼红、眼部刺激和黏脓性分泌物，部分患者可无症状。眼睑肿胀，结膜充血显著，睑结膜和穹隆部结膜滤泡形成，并伴有不同程度的乳头反应，多位于下方。耳前淋巴结肿大。3～4 个月后急性炎症逐渐减轻消退，但结膜肥厚和滤泡持续存在 3～6 个月之久方可恢复正常。有时可见周边部角膜上皮或上皮下浸润，或细小表浅的血管翳（＜1～2mm），无前房炎症反应。接种成人包涵体性结膜炎衣原体血清型的志愿者，其结膜炎的发生时间和程度呈剂量依赖性，而且 14% 的志愿者发生中耳炎，而虹膜炎非常少见，这提示沙眼衣原体容易通过泪液由鼻泪管到鼻黏膜传播感染，但难以穿过角膜进入葡萄膜。临床上成人包涵体性结膜炎可有结膜瘢痕但无角膜瘢痕，极少引起虹膜睫状体炎。可能同时存在其他部位如生殖器、咽部的衣原体感染征象。

2. 新生儿包涵体性结膜炎

潜伏期为出生后 5～14 天，有胎膜早破时可生后第 1 天即出现体征。感染多为双侧，新生儿开始有水样或少许黏液样分泌物，随着病程进展，分泌物明显增多并呈脓性。结膜炎持续 2～3 个月后，出现乳白色光泽滤泡，较病毒性结膜炎的滤泡更大。严重病例伪膜形成、结膜瘢痕化。大多数新生儿衣原体结膜炎是轻微自限的，但可能有角膜瘢痕和新生血管出现。衣原体还可引起新生儿其他部位的感染威胁其生命，如衣

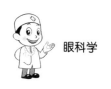

原体性中耳炎、呼吸道感染、肺炎。沙眼衣原体可以与单纯疱疹病毒共感染,除了注意全身感染外,检查时还应注意眼部合并感染的可能性。

（二）诊断

根据临床表现诊断不难。实验室检测手段同沙眼。新生儿包涵体性结膜炎上皮细胞的胞质内容易检出嗜碱性包涵体。血清学的检测对眼部感染的诊断无多大价值,但是检测 IgM 抗体水平对于诊断婴幼儿衣原体肺炎有很大帮助。新生儿包涵体性结膜炎需要和沙眼衣原体、淋球菌引起的感染鉴别。

（三）治疗

衣原体感染可波及呼吸道、胃肠道,因此口服药物很有必要。婴幼儿可口服红霉素(40mg/kg·d),分四次服下,至少用药 14 天。如果有复发,需要再次全程给药。成人口服多西环素(100mg,2 次/d)或红霉素(1g/d),治疗 3 周。局部使用抗生素眼药水及眼膏如 15% 磺胺醋酸钠、0.1% 利福平等。

（四）预后及预防

未治疗的包涵体性结膜炎持续 3~9 个月,平均 5 个月。采用标准方案治疗后病程缩短,复发率较低。

应加强对年轻人的卫生知识特别是性知识的教育。高质量的产前护理包括生殖道衣原体感染的检测和治疗是成功预防新生儿感染的关键。有效的预防药物包括 1% 硝酸银、0.5% 红霉素和 2.5% 聚维酮。其中 2.5% 的聚维酮碘点眼效果最好、毒性最小。

第四节　病毒性结膜炎

病毒性结膜炎是一种常见感染,病变程度因个体免疫状况、病毒毒力大小不同而存在差异,通常有自限性。临床上按病程分为急性和慢性两组,以前者多见,包括流行性角结膜炎、流行性出血性结膜炎、咽结膜热、单孢病毒性结膜炎和新城鸡瘟结膜炎等。慢性病毒性结膜炎包括传染性软疣性睑结膜炎、水痘－带状疱疹性睑结膜炎、麻疹性角结膜炎等。

一、腺病毒性角结膜炎

腺病毒性角结膜炎症是一种重要的病毒性结膜炎,主要表现为急性滤泡性结膜炎,常合并有角膜病变。本病传染性强,可散在或流行性发病。腺病毒是一种脱氧核糖核酸(DNA)病毒,可分为 37 个血清型。已经从眼部感染灶分离到 2,3,4,7,8,9,14,16,19,29,31 和 37 型,病毒的体外培养需使用接种细胞如人胚肾细胞,通过荧光抗体、补体－固定抗体实验、中和实验或血细胞凝集抑制实验等可进行分型。不同型别的腺病毒引起的病毒性结膜炎可有不同的临床表现,同样的临床表现也可由几种不同血清型的腺病毒所引起。腺病毒性角结膜炎主要表现为两大类型,即流行性角结膜炎和咽结膜热。

(一)流行性角结膜炎

是一种强传染性的接触性传染病,由腺病毒 8、19、29 和 37 型腺病毒(人腺病毒 D 亚组)引起。潜伏期为 5 ~ 7 天。

1. 临床表现

起病急、症状重、双眼发病。主要症状有充血、疼痛、畏光、伴有水样分泌物。疾病早期常一眼先发病,数天后对侧眼也受累,但病情相对较轻。急性期眼睑水肿,结膜充血水肿,48 小时内出现滤泡和结膜下出血,色鲜红,量多时呈暗红色。伪膜(有时真膜)形成后能导致扁平瘢痕、睑球粘连。发病数天后,角膜可出现弥散的斑点状上皮损害,并于发病 7 ~ 10 天后融合成较大的、粗糙的上皮浸润。2 周后发展为局部的上皮下浸润,并主要散布于中央角膜,角膜敏感性正常。发病 3 ~ 4 周后,上皮下浸润加剧,形态大小基本一致,数个至数十个不等。上皮下浸润由迟发性过敏反应引起,主要是淋巴细胞在前弹力层和前基质层的浸润,是机体对病毒抗原的免疫反应。这种上皮下浸润可持续数月甚至数年之久,逐渐吸收,极个别情况下,浸润最终形成瘢痕,造成永久性视力损害。结膜炎症最长持续 3 ~ 4 周。原发症状消退后,角膜混浊数月后可消失。患者常出现耳前淋巴结肿大和压痛,且于眼部开始受累侧较为明显,是和其他类型结膜炎的重要鉴别点,疾病早期或症状轻者无此表现。需注意儿童睑板腺感染时也可有耳前淋巴结肿大。儿童可有全身症状,如发热、咽痛、中耳炎、腹泻等。

2. 诊断

急性滤泡性结膜炎和炎症晚期出现的角膜上皮下浸润是本病的典型特征,结膜刮片见大量单核细胞,有伪膜形成时,中性粒细胞数量增加。病毒培养、PCR 检测、血清学检查可协助病原学诊断。

3. 治疗

必须采取措施减少感染传播。所有接触感染者的器械必须仔细清洗消毒,告知患者避免接触眼睑和泪液,经常洗手。当出现感染时尽可能避免人群之间的接触。治疗

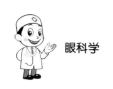

无特殊方法,局部冷敷和使用血管收缩剂可减轻症状,急性期可使用抗病毒药物抑制病毒复制如干扰素滴眼剂、0.1%阿昔洛韦、0.15%更昔洛韦、0.1%利巴韦林、4%吗啉胍等,每小时1次。合并细菌感染时加用抗生素治疗。出现严重的膜或伪膜、上皮或上皮下角膜炎引起视力下降时可考虑使用糖皮质激素眼药水,病情控制后应减少糖皮质激素眼药水的点眼频度至每天1次或隔天1次。应用中要注意逐渐减药,不要突然停药,以免复发;另外还要注意激素的副作用。

（二）咽结膜热

是由腺病毒3、4和7型引起的一种表现为急性滤泡性结膜炎伴有上呼吸道感染和发热的病毒性结膜炎,传播途径主要是呼吸道分泌物。多见于4~9岁儿童和青少年。常于夏、冬季节在幼儿园、学校中流行。散发病例可见于成人。

1.临床表现

前驱症状为全身乏力,体温上升至38℃以上,自觉流泪、眼红和咽痛。患者体征为眼部滤泡性结膜炎、一过性浅层点状角膜炎及上皮下混浊,耳前淋巴结肿大。咽结膜热有时可只表现出1~3个主要体征。病程10天左右,有自限性。

2.诊断

根据临床表现可以诊断。结膜刮片中见大量单核细胞,培养无细菌生长。

3.治疗和预防

无特殊治疗。可参考流行性角结膜炎的治疗和预防措施。发病期间勿去公共场所、泳池等,减少传播机会。

二、流行性出血性结膜炎

流行性出血性结膜炎是由70型肠道病毒引起的一种暴发流行的自限性眼部传染病,又称"阿波罗11号结膜炎"。1969年在加纳第一次爆发,1971年曾在我国大范围流行。该病在许多国家和岛屿发生过流行。

1.临床表现

潜伏期短18~48小时(病程短5~7天),常见症状有眼痛、畏光、异物感、流泪、结膜下出血、眼睑水肿等。结膜下出血呈片状或点状,从上方球结膜开始向下方球结膜蔓延。多数患者有滤泡形成,伴有上皮角膜炎和耳前淋巴结肿大。少数人发生前葡萄膜炎,部分患者还有发热不适及肌肉痛等全身症状,印度和日本曾报告个别病例出现类似小儿麻痹样下肢运动障碍。

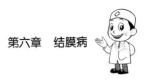

2. 诊断

急性滤泡性结膜炎的症状,同时有显著的结膜下出血,耳前淋巴结肿大等为诊断依据。

3. 治疗和预防

无特殊治疗,有自限性,加强个人卫生和医院管理,防止传播是预防的关键。

第五节　免疫性结膜炎

免疫性结膜炎以前又称变态反应性结膜炎,是结膜对外界过敏源的一种超敏性免疫反应。结膜经常暴露在外,易与空气中的致敏源如花粉、尘埃、动物羽毛等接触,也容易遭受细菌或其他微生物的感染(其蛋白质可致敏),药物的使用也可使结膜组织发生过敏反应。

由体液免疫介导的免疫性结膜炎呈速发型,临床上常见的有花粉症、异位性结膜炎和春季角结膜炎;由细胞介导的则呈慢性过程,常见的有泡性角结膜炎。眼部的长期用药又可导致医源性结膜接触性或过敏性结膜炎,有速发型和迟发型两种。还有一种自身免疫性疾病,包括干燥性角结膜炎、结膜类天疱疮等。

一、眼表过敏的免疫学机制

眼表过敏性疾病和干眼一样,是最常见的眼表疾病之一,不完全统计全球每年5%的人群受过敏性眼病困扰,来自美国的调查显示至少有20%的美国人患有不同程度的过敏性结膜炎,中国的过敏性结膜炎发病率尚无统计数据,但从人口基数、生活环境、卫生状况等因素考虑,中国的眼表过敏患者数量将更为庞大。眼表过敏的诱因为接触了各种过敏源,包括植物花粉、动物毛皮碎屑、空气粉尘、尘螨、霉菌、化妆品、药物等,过敏源接触结膜,经过抗原加工后,抗原信息呈递给免疫效应细胞,激活了Ⅰ型超敏反应,在部分过敏性结膜炎中Ⅳ型超敏反应亦参与。

二、眼表过敏的临床特点和治疗原则

1. 分类

国际上趋向于根据起病的时效分为急性眼表过敏症,包括季节性过敏性结膜炎、常年性过敏性结膜炎和接触性结膜炎,急性眼表过敏占眼表过敏症的80% ~90%。另一大类是慢性眼表过敏症,包括春季角结膜炎,巨乳头性结膜炎和特应性角结膜炎,

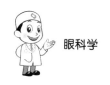

此类过敏性眼表疾病占眼表过敏症的 10% ~ 20% 。

2. 临床表现

眼表过敏患者常见的症状有眼睑皮肤和结膜痒、流泪、烧灼感、针刺感、畏光、水样分泌物等,其中眼痒出现比例占到 99% ,异物感为 80.8% ,眼红为 93.7% 。患者的主观症状可持续整个过敏季节,在天气暖和和干燥时加重,而在天气变冷或湿润时趋于缓解。常见的体征表现为结膜轻、中度的水肿和充血,上睑乳头增生的出现比例为 88.1% ,滤泡增生为 78.4% ,结膜水肿严重者,也会出现眼睑皮肤水肿,由于重力的关系,下睑更为明显。在严重的过敏反应偶见角膜浸润,呈钱币状,位于上皮下和角膜周边部。

3. 诊断

眼表过敏的诊断中除了依据患者的症状和体征外,病史的收集同样十分重要,询问的重点包括既往是否有类似发病过程,起病的季节,是否接触过化学品、药品或动植物,是否有全身过敏病史,是否有家族史等,通过梳理患者的病史,将有助于诊断和进行眼表过敏的分型。

结膜刮片寻找嗜酸性粒细胞是重要的实验室诊断技术,正常结膜刮片是找不嗜酸性粒细胞的,因此结膜刮片发现嗜酸性粒细胞或嗜酸性颗粒,则支持过敏性结膜炎的诊断。发生眼表过敏后,患者泪液中 IgE 含量显著增高,用醋酸硝酸纤维膜滤纸,从下穹隆部吸取泪液,通过放射免疫法进行 IgE 定量分析,可帮助诊断以及评价治疗药物的有效性。抗原的皮肤实验或体外抗原检测多用于季节性及常年性结膜炎的诊断,但有一定的假阳性。结膜印记细胞学检查发现变性上皮细胞以及嗜酸性粒细胞也有助于临床诊断。部分临床症状不典型的患者,可考虑进行结膜活检,找肥大细胞、嗜酸性粒细胞或者 T 淋巴细胞,由于是侵入性检查,因此需慎重。此外还可进行抗原的眼部激发实验,用怀疑的抗原悬液滴眼,3 ~ 5min 内出现眼痒,20min 内出现结膜充血等眼表过敏体征,即可诊断,但患者多难以接受,临床上应用受限。

4. 治疗

与其他眼表疾病不同,过敏性结膜炎很少导致永久性视力丧失,且脱离致敏因素后,有缓解的趋势。因此眼表过敏的治疗重点是预防过敏反应的启动和控制急性发作期的症状。根据治疗靶点的不同可分为抗组胺药、肥大细胞膜稳定剂、双效作用药物(抗组胺 + 稳定肥大细胞)、糖皮质激素、非甾体激素类抗炎药、免疫抑制剂和血管收缩剂等七大类。

目前临床上可供选择的抗过敏药物种类较多,在缓解期和间歇期,以预防为主,可单独使用肥大细胞稳定剂,时使用眼表润滑剂,增加眼部舒适感。轻度过敏,可单独使用双效作用药物,或抗组胺/抗组胺减充血复方制剂联合肥大细胞稳定剂。中度过敏使用双效作用药物或抗组胺/肥大细胞稳定剂,联合非甾体激素。重度过敏,使用双效作用药物,联合糖皮质激素或免疫抑制剂。

三、春季角结膜炎

春季角结膜炎(VKC)又名春季卡它性结膜炎、季节性结膜炎等,是反复发作的双侧慢性眼表疾病,占变应性眼病的 0.5%,有环境和种族倾向。主要影响儿童和青少年,20 岁以下男性多见,严重者危害角膜,可损害视力。

1.病因

VKC 的确切病因尚不明确,通常认为和花粉敏感有关,各种微生物的蛋白质成分、动物皮屑和羽毛等也可能致敏。IgE 介导的超敏反应是 VKC 最基本的发病机制,但是仅 I 型超敏反应还不能完全解释 VKC 的发病机制,近年研究发现在 VKC 患者的结膜基质层中还有数量较多的单核细胞浸润,大部分属于 Th2 型细胞。因此 VKC 是以体液免疫和细胞免疫均参与的超敏反应,即 I 型超敏反应(速发型超敏反应)和IV型超敏反应(迟发型超敏反应)的组合。

2.临床表现

VKC 主要的症状是眼部奇痒。在白天经过刺激或环境诱发后,如灰尘、头皮屑、亮光、风、汗渍和揉擦,夜间症状加重;其他症状还有疼痛、异物感、羞光、烧灼感、流泪和黏性分泌物增多。根据眼部体征的不同,临床上把春季角结膜炎分为睑结膜型、角结膜缘型及混合型。

睑结膜型的特点是睑结膜呈粉红色,上睑结膜巨大乳头呈铺路石样排列。乳头形状不一,扁平外观,包含有毛细血管丛。裂隙灯下可见乳头直径在 0.1~0.8mm 之间,彼此相连。荧光素可使乳头顶部着染,在乳头之间及其表面常有一层黏性乳白色分泌物,形成伪膜。下睑结膜可出现弥散的小乳头。在受累的结膜区一般观察不到滤泡反应。除非进行冷冻、放疗和手术切除乳头等创伤性操作,一般炎症静止后结膜乳头可完全消退,不遗留瘢痕。

角结膜缘型更常见于黑色人种。上下睑结膜均出现小乳头。其重要临床表现是在角膜缘有黄褐色或污红色胶样增生,以上方角膜缘明显。混合型睑结膜和角膜同时出现上述两型检查所见。

各种类型春季角结膜炎均可累及角膜,文献报告角膜受损发生率 3%~50% 不

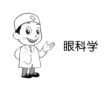

等。以睑结膜型更为常见,主要是由于肥大细胞及嗜酸性细胞释放炎症介质引起。角膜受损最常表现为弥漫性点状上皮角膜炎,甚至形成盾形无菌性上皮缺损,多分布于中上 1/3 角膜称为"春季溃疡"。部分患者急性期可在角膜缘见到白色 Horner ~ Trantas 结节。结膜分泌物涂片和 Trantas 结节活检行 Giemsa 染色,可见大量嗜酸性粒细胞和嗜酸性颗粒。角膜上方可有微小血管翳,极少全周角膜血管化。

部分患者还可出现上睑下垂,可能与继发性乳头肥大造成眼睑重量增加有关,有时也可观察到下睑皮肤皱褶增多(Dennie 线)。VKC 的临床病程可间断反复发作持续 2 ~ 10 年,成年后逐渐消失,近年来认为 VKC 与圆锥角膜、特应性白内障的发生有一定关联性。

3. 诊断

严重的 VKC 患者具有典型的体征:睑结膜乳头铺路石样增生、角膜盾形溃疡等。然而对于轻型病例,确诊比较困难,常需要借助实验室检查。在结膜刮片中发现嗜酸粒细胞或嗜酸性颗粒,提示局部有变应性反应发生。此外患者泪液中嗜酸粒细胞、中性粒细胞或淋巴细胞数量增加。

4. 治疗

春季角结膜炎是一种自限性疾病,短期用药可减轻症状,长期用药则对眼部组织有损害作用。治疗方法的选择需取决于病人的症状和眼表病变严重程度。物理治疗包括冰敷,以及在有空调房间可使病人感觉舒适。病人治疗效果不佳时,可考虑移居寒冷地区。

局部使用糖皮质激素对迟发性超敏反应亦有良好的抑制作用。急性期患者可采用激素间歇疗法,先局部频繁(例如每 2 小时一次)应用激素 5 ~ 7 天,后迅速减量。顽固的睑结膜型春季角结膜炎病例可在睑板上方注射 0.5 ~ 1.0ml 短效激素如地塞米松磷酸钠(4mg/ml)或长效激素如曲安西龙奈德(40mg/ml)。但要注意长期使用会产生青光眼、白内障等严重并发症。

非甾体类抗炎药在过敏性疾病发作的急性阶段及间歇阶段均可使用,对缓解眼痒、结膜充血、流泪等眼部症状及体征均显示出一定的治疗效果。

肥大细胞稳定剂常用的有色甘酸二钠及奈多罗米等,最好在接触过敏源之前使用,对于已经发作的患者治疗效果较差。目前多主张在春季角结膜炎易发季节每日滴用细胞膜稳定剂 4 ~ 5 次,预防病情发作或维持治疗效果,待炎症发作时才短时间使用激素进行冲击治疗。

抗组胺药可拮抗已经释放的炎症介质的生物学活性,减轻患者症状,与肥大细稳定剂联合使用治疗效果较好。可减轻眼部不适症状。

经过一系列药物治疗(抗组胺药、血管收缩剂)仍有强烈畏光以至于无法正常生活的顽固病例,局部应用2%的环孢素可以很快控制局部炎症及减少激素的使用量。但是在停药2~4月后炎症往往复发。0.05% FK506可以抑制IL~2基因转录及IgE合成信号传递通路,对顽固性春季角结膜炎有良好的治疗效果。

人工泪液可以稀释肥大细胞释放的炎症介质,同时可改善因角膜上皮点状缺损引起的眼部异物感,但需使用不含防腐剂的剂型。对花粉和其他过敏源进行脱敏治疗效果尚不肯定。春季角结膜炎伴发的葡萄球菌睑缘炎和结膜炎要给予相应治疗。

四、季节性过敏性结膜炎

1. 临床表现

又名花粉症性结膜炎,是眼部过敏性疾病最常见的类型,其致敏源主要为植物的花粉。该病主要特征是季节性发作(通常在春季);通常双眼发病,起病迅速,在接触致敏源时发作,脱离致敏源后症状很快缓解或消失。最常见的症状为眼痒,几乎所有的患者均可出现,轻重程度不一。也可有异物感、烧灼感、流泪、畏光及黏液性分泌物等表现,高温环境下症状加重。

主要体征为结膜充血及非特异性睑结膜乳头增生,有时合并有结膜水肿或眼睑水肿,小孩更易出现。很少影响角膜,偶有轻微的点状上皮性角膜炎的表现。许多患者有过敏性鼻炎及支气管哮喘病史。

2. 治疗

(1)一般治疗包括脱离过敏源,眼睑冷敷,生理盐水冲洗结膜囊等手段。

(2)药物治疗常用的有抗组胺药、肥大细胞稳定剂、非甾体类抗炎药及血管收缩剂,对于病情严重,使用其他药物治疗无效的患者可以考虑短期使用糖皮质激素。多采用局部用药,对于合并有眼外症状者可以全身使用抗组胺药、非甾体类抗炎药及糖皮质激素。

(3)脱敏治疗如果致敏源已经明确,可以考虑使用脱敏治疗。对于因植物花粉及杂草引起的过敏性结膜炎其效果相对较佳。但对于许多其他原因引起的过敏性结膜炎患者,其治疗效果往往并不理想。

3. 预后

预后良好,多无视力损害,很少出现并发症。

五、自身免疫性结膜炎

自身免疫性结膜炎可引起眼表上皮损害、泪膜稳定性下降,导致眼表泪液疾病的

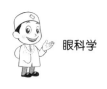

发生,严重影响视力。主要有 sjogren 综合征(SS)、结膜类天疱疮、Stevens ~ Johnson 综合征等疾病。

（一）sjogren 综合征

1. 病因

是一种累及全身多系统的疾病,该症候群包括:干眼症、口干、结缔组织损害(关节炎)。三个症状中两个存在即可诊断。绝经期妇女多发。泪腺有淋巴细胞和浆细胞浸润,造成泪腺增生,结构功能破坏。

2. 临床表现

SS 导致干眼症状。睑裂区结膜充血、刺激感,有轻度结膜炎症和粘丝状分泌物,角膜上皮点状缺损,多见于下方角膜,丝状角膜炎也不少见,疼痛有朝轻暮重的特点。泪膜消失,泪液分泌试验异常,结膜和角膜虎红染色及丽丝胺绿染色阳性有助于临床诊断。

3. 诊断

唾液腺组织活检有淋巴细胞和浆细胞浸润,结合临床症状可确诊。

4. 治疗

主要为对症治疗,缓解症状,治疗措施要有针对性。可采用人工泪液,封闭泪点,湿房镜等措施。详见眼表疾病章节眼干燥症相关内容。

（二）Stevens – Johnson 综合征

1. 病因

Stevens – Johnson 综合征发病与免疫复合物沉积在真皮和结膜实质中有关。部分药物如氨苯磺胺,抗惊厥药,水杨酸盐,青霉素,氨苄西林和异烟肼;或单孢病毒、金黄色葡萄球菌、腺病毒感染可诱发此病。

2. 临床表现

该病的特征是黏膜和皮肤的多形性红斑,该病好发于年轻人,35 岁以后很少发病。患者接触了敏感药物或化合物后,在出现眼部和皮肤损害之前,可有发热、头痛或上呼吸道感染等前驱症状,严重者可伴有高热、肌肉痛、恶心、呕吐、腹泻和游走性关节痛、咽炎。数天后,发生皮肤和黏膜损害,典型病程持续 4 ~ 6 周。

眼部表现分成急性和慢性两类。急性期患者主诉有眼疼刺激,分泌物和畏光等。双眼结膜受累。最初表现为黏液脓性结膜炎和浅层巩膜炎,急性期角膜溃疡少见,某些病人可以出现严重的前部葡萄膜炎。强烈的眼表炎症反应导致结膜杯状细胞的丢失,造成黏蛋白缺乏,泪膜稳定性下降,结膜杯状细胞破坏加上泪腺分泌导管的瘢痕性阻塞可致严重干眼。结膜炎症引起的内翻、倒睫和睑缘角化导致角膜慢性刺激,由此而致持续性上皮损害,患者角膜血管瘢痕化,严重影响视力。

3. 治疗

全身使用糖皮质激素可延缓病情进展,局部激素使用对眼部损害治疗无效,还可能致角膜融解、穿孔。结膜炎分泌物清除后给予人工泪液可减轻不适症状。出现倒睫和睑内翻要手术矫正。

(三)瘢痕性类天疱疮

病因未明,治疗效果不佳的一种非特异性慢性结膜炎,伴有口腔、鼻腔、瓣膜和皮肤的病灶。女性患者严重程度高于男性。部分有自行减轻的趋势。

1. 临床表现

常表现为反复发作的中度、非特异性的结膜炎,偶尔出现黏液脓性的改变。特点为结膜病变形成瘢痕,造成睑球粘连,特别是下睑,以及睑内翻、倒睫等。根据病情严重程度可分为Ⅰ期结膜下纤维化,Ⅱ期穹隆部缩窄,Ⅲ期睑球粘连,Ⅳ期广泛的睑球粘连而导致眼球运动障碍。

结膜炎症的反复发作可以损伤杯细胞,结膜瘢痕阻塞泪腺导管的分泌。泪液中水样液和黏蛋白的缺乏最终导致干眼。合并睑内翻和倒睫时,出现角膜损伤,角膜血管化、瘢痕加重、溃疡、眼表上皮鳞状化生。

2. 诊断

根据临床表现,结膜活检有嗜酸性粒细胞,基底膜有免疫荧光阳性物质(IgG、IgM、IgA)等可诊断。在某些类天疱疮患者的血清中可以检测到抗基底膜循环抗体。

3. 治疗

治疗应在瘢痕形成前就开始,减少组织受损程度。口服氨苯砜和免疫抑制剂环磷酰胺等对部分患者有效。近年有研究认为静脉注射免疫球蛋白可以治疗包括类天疱疮在内的自身免疫性疾病。病程长者多因角膜干燥,完全性睑球粘连等严重并发症失明,可酌情行眼表重建手术。

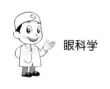

第六节　结膜肿瘤

一、原发结膜良性肿瘤

1.结膜色素痣

是来源于神经外胚层的先天性良性错构瘤,极少恶变。组织病理学见,结膜痣由痣细胞或巢组成。1/3 的结膜黑色素痣缺乏色素,一半以上色素痣可见囊肿样上皮包涵体。结膜痣多发于角膜缘附近及睑裂部的球结膜,呈不规则圆形,大小不等,境界清楚,稍隆起于结膜面。痣一般为黑色,色素深浅不一,有的为棕红色。痣内无血管。如痣体突然变大且表面粗糙、有血管长入者提示有恶变的可能。

色素性结膜色素痣要和原发性后天性结膜黑变病相鉴别,后者通常为单侧、不规则、扁平而弥散的色素沉着,有恶变趋势。

一般不需治疗。如影响外观,可予以切除,但要注意切除彻底。切除时必须常规送病理检查,一旦发现有恶变,应给予广泛的彻底切除,以免复发。

2.结膜乳头状瘤

人乳头瘤病毒(HPV)6 或 11 亚型,可以诱发眼睑皮肤表皮细胞和血管增殖形成寻常疣或者带柄的结膜乳头状瘤。HPV - 16 或者 HPV - 18 常常引起基底较宽的结膜病变。病理显示乳头状瘤有覆盖以增殖上皮的结缔组织芯,上皮中度角化,偶有不规则生长。

常发生于角膜缘、泪阜及睑缘部位,瘤体色鲜红,呈肉样隆起。带蒂结膜乳头状瘤由多个小叶组成,外观平滑、有很多螺旋状的血管。宽基底部的乳头状瘤,表面不规则,有时会播散及角膜。活检有助于诊断。乳头状瘤手术切除后易复发,博莱霉素局部注射可降低复发率。

3.结膜皮样瘤和皮样脂肪瘤

是常见的先天性良性肿瘤,皮样瘤常见于颞下角膜缘,表现为圆形、表面光滑的黄色隆起的肿物,其中常见有毛发。皮样脂肪瘤多见于颞上象限近外眦部的球结膜下,呈黄色、质软的光滑肿块。一般不需治疗,如生长扩大影响美观,可考虑部分切除,后部切除要谨慎,其与眶脂肪相连,手术可能会引起眼眶紊乱等并发症,这比原发病更严重。

4.结膜血管瘤

多为先天性,出生时或出生后不久即出现。结膜血管瘤外观可以为孤立的、团块状,或弥漫性扩张的海绵血管瘤。通常和眼睑皮肤、眼眶毛细血管瘤以及静脉血管瘤有广泛联系,应注意和结膜毛细血管扩张相鉴别。

化脓性肉芽肿和毛细血管瘤常共生于睑板腺囊肿的睑结膜面,或者新近施行过手术的区域。艾滋病相关的 Kaposi 肉瘤,在结膜上表现为蓝色血管结节,放疗最有效。

5.结膜囊肿

小的结膜囊肿可能是由于结膜皱褶的异位造成的。较大的囊肿常常是由于外伤、手术或者炎症导致的结膜上皮细胞种植到结膜上皮下的基质中,异常增生引起。结膜囊肿边界清楚,周围是正常结膜上皮细胞,多位于下睑穹窿。单纯切开囊肿引流,复发率高,手术完整切除是有效的治疗方法,切除后的缺损区范围较大时可行羊膜移植。

二、原发结膜恶性肿瘤

(一)结膜上皮内新生物(CIN)

CIN 和眼睑皮肤的光化性角化病相似,根据非典型细胞侵及上皮的广泛程度划分为轻度、中度和重度 CIN。如果仅局限于部分上皮的病变称为鳞状细胞发育不良,当非典型细胞发展到整个上皮层时则为原位癌。致病原因与日光过度照射、人乳头瘤病毒感染等有关,户外工作人群、吸烟老年男性人群发病率较高,免疫抑制患者如 AIDS 病灶发展较快。

结膜上皮内新生物多生长于睑裂暴露区,近角膜缘处。可以呈乳头状或凝胶状外观,生长缓慢,常伴有轻度炎症和不同程度的血管异常,如果进入病灶区的新生血管粗大,则意味着结膜上皮中午有浸润性生长的趋势,可能突破基底膜。

手术切除是有效的治疗方法,但有复发的可能,有报道手术切除后,切除缘病检阴性的患者仍存在约30%的复发率。因此有学者建议病灶切除后,切除缘临近组织进行冷冻治疗或使用抗代谢药物如丝裂霉素、5－FU 等减少肿瘤的复发。

(二)结膜鳞状细胞癌

是一种比较常见的结膜恶性肿瘤,紫外线过度照射是鳞状细胞癌发生的重要因素,病毒感染和先天因素可能也起作用。鳞状细胞癌在 HIV 阳性患者和色素沉着性干皮病患者中发生率较高。

多发生于睑裂区的角膜缘处、睑缘皮肤和结膜的交界处或内眦部泪阜等部位,很少见于结膜的非暴露区。一些肿瘤外观类似胬肉。大多数肿瘤呈胶质样,上皮异常角

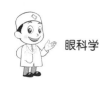

化。肿瘤生长缓慢,但可向深部组织浸润,很少发生转移。

因此,彻底切除病灶是最佳的治疗方式,创面用黏膜、结膜或羊膜移植,角膜创面用板层角膜移植修复。切除不彻底肿瘤可复发,此时需行二次手术。冷冻可降低复发率。有报告用博莱霉素于癌肿病灶区行球结膜下注射可使癌肿萎缩。若病变已侵犯眼睑或穹隆部无法彻底清除时应考虑做眼眶内容物剜出术。

(三)恶性黑色素瘤

结膜恶性黑色素瘤是潜在的致命性肿瘤。有报道 26% 的患者晚期发生重要脏器转移,手术后 10 年的患者死亡率为 13%。恶性黑色素瘤多数起自后天原发性黑色瘤,一部分起自结膜色素痣,极少数起自正常结膜。

结膜黑色素瘤最常见于球结膜或角巩膜缘,也可出现于睑结膜,呈结节状生长,肿瘤滋养血管丰富,色素的深浅可以变化。其预后一定程度上取决于病变部位,生长于球结膜的黑色素瘤较发生于睑结膜、穹窿或泪阜处的黑色素瘤预后好。黑色素瘤能向眼球或眼眶侵袭,并且可向局部淋巴结、脑及其他部位转移。

对任何眼球表面可疑的色素性病变应进行切除活检,正确的活检并不会增加转移的危险。多数结膜黑色素瘤可手术切除,推荐的方法为切除范围包括肿瘤边界外 4mm 处结膜,以及肿瘤下方薄的板层巩膜瓣,手术区域的巩膜用无水酒精处理,结膜创缘进行冷冻治疗。结膜切除范围较大时可进行结膜或羊膜移植,防止术后粘连。对进行性病变,不能进行局部切除,可考虑眼球摘除或眶内容物剜除术。放疗不一定能提高手术愈后。

第七章　角膜病

角膜位于眼球最前端,除具有保护内容物的作用外,又是眼屈光的重要组成部分,酷似照相机的镜头。所以,角膜疾病可直接影响视力。通常所说的"黑眼珠",就是通过透明的角膜,虹膜和瞳孔本色的展示;故在颜面部容貌美中,角膜的透明性显得十分重要。影响角膜透明的因素是多方面的,其中角膜炎居首位。

第一节　角膜炎总论

由于角膜的解剖位置是直接与外界接触,比较容易受到各种外界因素的影响而发炎,直接从事工农业生产者更是如此。角膜本身无血管,其营养来源除房水供应外,周边角膜主要依赖角膜缘血管网。

一、病因

引起角膜炎症的病因极其复杂,除原因不明者外,主要有以下几个方面。

(1)外伤与感染是引起角膜炎最常见的原因。当角膜上皮层受到机械性、物理性和化学性等因素的损伤时,细菌、病毒和真菌等就趁机而入,发生感染。侵入的致病微生物既可来源于外界的致伤物上,也可来自隐藏在眼睑或结膜囊内的各种致病菌,尤其慢性泪囊炎,是造成角膜感染的危险因素。

(2)全身性疾病是一种内在性的因素。例如结核、风湿、梅毒等引起的变态反应性角膜炎。全身营养不良,特别是婴幼儿维生素 A 缺乏引起的角膜软化症,以及三叉神经麻痹所致的神经麻痹性角膜炎等。此外尚有原因不清楚的蚕食性角膜溃疡等自

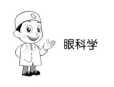

身免疫性疾病。

（3）角膜邻近组织疾病的影响例如急性结膜炎可引起浅层点状角膜炎，巩膜炎可导致硬化性角膜炎，葡萄膜炎也可引起角膜炎。眼睑缺损合并睑裂闭合不全时，可发生暴露性角膜炎等。

二、病程与病理变化

角膜炎发生以后，其病程与病理变化一般可分为三个阶段：即炎症浸润期、进行期和恢复期。炎症病变的转归，一方面取决于致病因素的强弱，机体抵抗力的大小；另一方面也取决于医疗措施是否及时、恰当。兹列表概括如下。

（1）浸润期，当致病因子侵袭角膜时，首先是角膜缘处血管扩张、充血（睫状充血，如兼有结膜血管充血，则称为混合充血）。由于炎性因子的作用，血管壁的通透性增加，血浆及白细胞，特别是嗜中性白细胞迁入病变部位，在角膜损伤区形成边界不清的灰白色混浊病灶，周围的角膜水肿，称角膜浸润。浸润角膜因水肿而失去光泽。角膜浸润的大小、深浅、形状因病情轻重而不同。经过治疗后，浸润可吸收，也有自行吸收的，角膜透明性得以恢复而痊愈；病情严重或治疗不及时，炎症将继续发展。

（2）进行期，如浸润阶段的炎症没有得到控制，浸润将蔓延扩大，随后新生血管将伸入浸润区，特别是周边部的炎症更是如此。在浸润区嗜中性白细胞溶解，释放出含有水解酶的溶酶体颗粒。水解酶与角膜蛋白发生反应，导致浸润区的角膜上皮层、前弹力层和基质层坏死脱落，角膜组织出现缺损，形成角膜溃疡，又称溃疡性角膜炎，溃疡边缘呈灰暗色或灰黄色混浊。如溃疡向纵深发展，即形成深层溃疡，溃疡底部不平。由于毒素的刺激可并发虹膜睫状体炎；严重时，大量纤维蛋白性渗出物集聚于前房下部形成前房积脓（hypopyon）。当角膜基质完全被破坏、溃疡波及后弹力层时，由于局部抵抗力降低，眼内压力可使后弹力层及内皮层向前膨出，称后弹力层膨出（descemetocele）。临床检查时在溃疡底部可见"黑色"透明小泡状突起。这是角膜即将穿孔的征兆。此时，若眼球受压，例如揉眼、碰撞、打喷嚏、用力咳嗽、便秘等，均可造成角膜骤然穿孔。在穿孔瞬间，病人可自觉眼部突然剧疼，并有热泪（即房水）流出。穿孔后可引起一系列的并发症和后遗症。

位于角膜基质层内的浸润，可不发生溃疡，称无溃疡性角膜炎，以淋巴细胞浸润为主。此种类型的角膜炎多与机体的变态反应有关，如角膜基质炎。

（3）恢复期即炎症的转归阶段。经过治疗，溃疡可逐渐转向清洁，周围健康角膜上皮细胞迅速生长，将溃疡面完全覆盖，在角膜上皮细胞的掩盖下，角膜基质的成纤维细胞增生和合成的新胶原,修补基质的缺损处,角膜溃疡遂告痊愈。角膜中央区溃疡愈合方式多为无新生血管性愈合;周边部溃疡多为有血管愈合。新形成的角膜基质胶原纤维排列紊乱,构成了不透明的瘢痕组织。位于中央区的致密瘢痕可使患眼视力严重丧失。浅层溃疡,仅有角膜上皮层覆盖创面,无结缔组织增生者,则在损伤处形成透明的小凹面,荧光素不染色,称为角膜小面。

三、临床表现

(一) 自觉症状

由于三叉神经感觉纤维受炎症刺激,病人主诉有怕光、流泪、疼痛,重者有眼睑痉挛等刺激症状。当角膜上皮剥脱时可导致剧烈眼疼。根据角膜病变的程度和部位,可伴有不同程度的视力障碍,除化脓性角膜感染外,一般分泌物不多或无分泌物。

(二) 体征

(1) 球结膜水肿:严重的角膜炎,可引起不同程度的球结膜水肿。

(2) 睫状充血当角膜发炎时,角膜缘周围睫状前血管网扩张和充血,称睫状充血。当结膜及睫状充血同时出现时称混合充血。

(3) 角膜混浊由角膜浸润、水肿或溃疡引起。须与炎症后所形成的角膜瘢痕进行鉴别。

(4) 角膜新生血管在角膜炎症或溃疡的病变过程中,充血的角膜缘周围毛细血管网伸出新生的血管支侵入角膜时,称角膜新生血管。上皮下新生血管,来自浅层血管网,呈树枝状,色鲜红,与结膜血管相连。前基质新生血管起源于深层血管网;后基质的新生血管来自虹膜动脉大环和放射状虹膜血管伸到角膜缘的分支。深层新生血管呈毛刷状,色暗红。伴有角膜上新生血管的出现是机体修复功能的表现。

在炎症期,角膜新生血管很容易看到,炎症消退后,存留在相对透明角膜上的新生血管,仅存管腔没有血液,名叫影子血管(ghost vessels),较难发现。角膜新生血管,一方面可使角膜失去透明性,另一方面使角膜组织发生生物化学的变化,由不参与整体组织的免疫赦免状态,到参与免疫反应,因而可能导致角膜移植时的排斥反应。

四、角膜炎症与后遗症

(一)虹膜睫状体炎和角膜瘢痕浅、深层角膜溃疡或角膜基质炎

在炎症阶段,可并发虹膜炎或虹膜睫状体炎。此时若形成前房积脓,则为无菌性前房积脓。当角膜溃疡或基质炎愈合、修复后,在角膜上形成的不透明部分叫角膜瘢

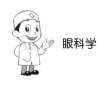

痕。其对视力的影响,随瘢痕的厚薄、大小及位置而异。

（1）角膜薄翳薄云雾状的角膜瘢痕。用斜照法或裂隙灯检查方法可发现。

（2）角膜斑翳较厚,呈灰白色混浊,半透明,肉眼即可看见。

（3）角膜白斑为最厚的角膜瘢痕,呈乳白色或瓷白色混浊,不透明,一望而知。

（二）角膜溃疡穿孔引起的并发症与后遗症

1. 角膜瘘（cornealfistula）

小的角膜穿孔后,如果角膜上皮细胞沿创缘长入创口内,妨碍穿破口愈合,则形成角膜瘘,使眼球内外相通,很容易引起球内感染。检查时,在角膜混浊处中央可看到一个黑色小点。前房变浅,眼压降低。用荧光素滴在角膜上,从瘘孔流出的房水会将荧光素冲淡,形成一条淡绿色细流。如瘘管暂时被上皮细胞封闭,在该处可见一小泡,眼压恢复或升高时又破溃。如此反复,威胁眼球。

2. 前极性白内障（anteriorpolar cataract）

在角膜穿孔后,前房突然消失,角膜破口直接与晶体接触及毒素的刺激,可引起晶体局部代谢障碍,发生晶体前极局限性混浊,为前极性白内障。

3. 虹膜脱出（irisprolapse）

角膜溃疡穿孔时,由于房水流出,虹膜可脱出于穿孔处,瞳孔失去圆形,呈瓜子状,其尖端朝向虹膜脱出处,此时眼压降低,眼球变软。在愈合过程中,可出现以下几种情况。

（1）粘连性角膜。白斑虹膜脱出后,在虹膜表面上很快产生纤维蛋白性渗出物,凝聚在穿孔处及脱出的虹膜上,并将溃疡边缘与虹膜脱出部分固定起来,不使前房与外界相通,前房逐渐恢复。溃疡愈合后,在角膜瘢痕组织中,夹杂有脱出的虹膜组织。这种角膜瘢痕叫粘连性角膜白斑。

（2）角膜葡萄肿。如果角膜穿孔范围较大,嵌入的虹膜和角膜发生粘连,形成疏松的瘢痕封闭穿孔,前粘连的虹膜阻碍房水排出,导致眼压升高。如果瘢痕组织不能对抗眼内压力而逐渐向前膨出于正常角膜表面时,这种膨出的角膜瘢痕叫角膜葡萄肿。其中膨出仅限于角膜的一部分时,叫部分角膜葡萄肿,全部角膜向前膨出时,叫全角膜葡萄肿。

（3）继发性青光眼。由于虹膜有相当广泛的前粘连,使前房角变窄或被堵塞,房水排出发生障碍,导致眼压升高,形成继发性青光眼。

（4）化脓性眼内炎及全眼球炎。角膜溃疡穿孔后,可使化脓性细菌进入球内,如治疗不当,或细菌毒力较强,可引起化脓性眼内炎或全眼球炎。最终可分别导致眼球萎缩(atrophy bulbi)或眼球痨(phthisis bulbi)而失明。

五、诊断

1.临床检查

(1)病史有无角膜刺激症状及外伤史,局部和全身是否用过皮质类固醇;有无慢性泪囊炎、内翻倒睫等眼病及有关的全身疾病。

(2)眼部检查刺激症状严重者,特别是小儿,可先滴表面麻醉剂后再行检查。对有穿孔危险者,检查时切忌压迫眼球。对角膜表层损伤,利用荧光素染色法很容易查见,利用放大镜或裂隙灯更易查出角膜病变部位和形态。必要时作角膜知觉检查和泪液分泌功能检查等。

2.实验室检查

为选择最有效的治疗方案,确定致病因素甚为重要。对细菌性或霉菌性角膜溃疡,做刮片检查常能得到线索。微生物的培养及药物敏感实验,更有助于诊断和治疗。必须指出,在取得实验结果之前,应根据临床诊断,首先给予必要的治疗,不可等待而延误治疗时机。

六、治疗

角膜炎症的治疗,应抓着去除致病因素与促进机体修复能力两个环节进行。

(一)常用治疗方法

(1)消除诱因,如对睑内翻、倒睫、慢性泪囊炎、结膜炎等及时处理和治疗。

(2)控制感染针对致病微生物,选用适当的抗生素配制成不同浓度的眼药水或眼膏点眼。对严重感染的病例可首先选用广谱抗生素,如0.4%庆大霉素、0.5%卡那霉素、0.25%氯霉素等眼药水滴眼。必要时可作结膜下注射及全身用药。可一药单用,或联合用药。

(3)散瞳凡有巩膜刺激症状,如瞳孔缩小、对光反应迟钝及并发虹膜睫状体炎,均应散瞳。常用散瞳药为0.5%~3%阿托品及眼膏;必要时可结膜下注射散瞳合剂(mydricaine)。

(4)热敷,用湿热敷法,可使眼部血管扩张,促进和改善局部血液循环,减轻刺激症状,促进炎症吸收,增强组织的修复能力。每日可热敷2~3次,每次15~20分钟。

(5)皮质类固醇的应用,只限于变态反应性角膜炎或角膜溃疡愈合后,角膜基质仍有浸润及水肿时应用。对各种原因引起的角膜上皮损伤或角膜溃疡,原则上禁用皮质类固醇,以免促使溃疡恶化,或延缓上皮损伤的愈合。

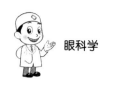

（6）包扎。用无菌纱布将患眼遮盖，可避免光线刺激，减少眼睑对角膜表面的摩擦，保护溃疡创面，并可减轻疼痛，促进溃疡愈合和预防继发感染。还可戴用治疗性软性角膜接触镜，但对伴有结膜炎和脓性分泌物多者禁用。必要时可戴有色眼镜。

（7）支持疗法可应用多种维生素，如维生素 C、E 和 AD。

（二）顽固性角膜溃疡的疗法

（1）角膜烧灼法。在 0.5% 的卡因表面麻醉下，用 1% 的荧光素染色确定溃疡的范围（即需要烧灼的范围）。可选用 10%～30% 三氯醋酸、5%～7% 碘酊、20% 硫酸锌或纯苯酚等，烧灼溃疡处，使溃面上的病原微生物与坏死组织凝固脱落。在烧灼过程中注意保护健康角膜。每 2～3 天可烧灼一次，4～5 次为 1 疗程。

（2）冷冻法。表面麻醉后，用荧光染色确定冷冻范围。用 −60 到 −80℃ 冷冻头进行冷冻。冷冻时间一般为 5～10 秒；冷冻点数视溃疡面积大小而定，每次一般不超过 10 个冷冻点。

（3）胶原酶抑制剂的应用。近年研究证明，在碱烧伤的兔角膜和单孢病毒性角膜炎中，胶原酶的水平升高。胶原酶可破坏胶原纤维，影响溃疡的愈合。因此，对久治不愈的角膜溃疡，可试滴胶原抑制剂。如 2%～3% 半胱氨酸，0.5%～2.5% 依地酸钙钠、0.5% 硫酸锌等，也可用自家血、青霉胺、麸氨基硫液（gluta thione）等点眼。

（4）手术。①小结膜瓣遮盖术。当角膜溃疡有穿孔危险时，应将患眼轻轻加压包扎或戴角膜接触镜；口服降眼压药，以降低眼压，防止穿孔，必要时作结膜瓣遮盖术。如已穿孔，并有虹膜脱出时，可作虹膜切除兼结膜瓣遮盖术。遮盖术式视角膜溃疡的部位、面积大小而定。②治疗性角膜移植术对于长期不愈的顽固性角膜溃疡，视力在 0.1 以下，角膜后层正常，可行治疗性板层角膜移植术；对有穿孔危险或已穿孔者，有新鲜角膜材料时，可行穿透角膜移植术。③医用黏合剂的应用，对 2mm 以内的穿孔病例，可试用黏合剂促进愈合。

（三）角膜瘢痕的治疗

（1）促进瘢痕吸收。目前尚无理想的促进瘢痕吸收药物，一般可使用 1%～5% 乙基吗啡液点眼（先从低浓度开始，后再逐渐增加浓度），每日 3 次。明目退翳于祖国医学中，早有记载，目前仍在整理研究中。我科研制的中药退翳"化云宁"眼药水，在临床应用中收到了初步疗效。

（2）手术。根据角膜瘢痕的位置、范围、厚薄及对视力影响程度，可进行激光虹膜切除术，光学虹膜切除术或角膜移植术。对粘连性角膜白斑引起的继发性青光眼，可

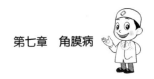

施行抗青光眼手术。

第二节 角膜炎各论

角膜炎种类繁多、分类不一。可按病因、形态、发病部位或发展特征进行分类或命名。为便于治疗，现按病因分类法择要介绍。

一、细菌性角膜溃疡

（一）匐行性角膜溃疡

匐行性角膜溃疡是一种较严重的角膜炎，多伴有前房积脓，又名前房积脓性角膜溃疡，是角膜的急性化脓性感染。

（1）病因多因角膜上皮被异物、树枝或指甲等损伤后，受到肺炎双球菌、β-溶血性链球菌金黄色葡萄球菌、淋球菌等感染引起。常发病于夏秋农忙季节。患者农村多于城市，年老体弱者易患此病。感染不一定是由于致伤物带有细菌，有些致病菌原已存在于结膜囊内，特别是慢性泪囊炎患者，是造成感染的常见原因之一。

（2）有强烈的怕光、流泪、眼疼、眼睑痉挛等刺激症状。早期即出现视力障碍。球结膜常表现出水肿和混合性充血。角膜溃疡呈匐行性进展。首先在角膜损伤处，或角膜中央偏下方，出现灰白色或黄色浸润。浸润迅速扩大，坏死组织脱落形成溃疡。溃疡底部常覆盖有黄白色脓性坏死物。溃疡呈进行性，往往在其一侧边缘呈新月形浸润，向周围及深层发展，而相对一侧比较清洁，其形态似蛇匐行，故得名。有时正对溃疡后部，可形成角膜后部脓肿，突出于前房内，当脓肿与前房沟通时，则形成角膜后部溃疡。匐行性角膜溃疡的另一个特点是前房积脓，这是由于细菌毒素刺激虹膜睫状体，使其血管扩张、充血、渗透性增强，大量白细胞及纤维蛋白性渗出物，沉积于前房内，形成无菌性前房积脓。脓液对角膜内皮可产生侵蚀作用，导致后弹力层破坏，使后部基质与前房沟通，从而加速前后溃疡间的基质坏死，造成角膜溃疡早期穿孔，引起一系列严重后果。

（3）治疗选择适当的广谱抗生素，大力控制感染。如氯霉素、新霉素、庆大霉素、先锋霉素、杆菌肽、妥布霉素、多粘菌素 B 等配制的眼药水点眼，每 15 分钟或 1 ~ 2 小时点眼 1 次，必要时可有结膜下注射。充分散瞳，用 1% ~ 3% 阿托品液或眼膏点眼，每日 1 ~ 3 次；必要时结膜下注射散瞳合剂 0.2 ~ 0.3 毫升，每日或隔日 1 次。如前房

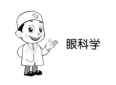

积脓量多,不见吸收或眼压升高时,可考虑前房穿刺术。其他方法如去除病灶、支持疗法等。

(二)绿脓杆菌性角膜溃疡

是一种最严重的化脓性角膜炎,症状剧烈,发展迅速,可于 24~48 小时内破坏整个角膜,数日内即可失明,必须及时抢救治疗,并作好消毒隔离,严防交叉感染。

1. 病因

由 Gram 阴性需氧杆菌即绿脓杆菌感染引起。绿脓杆菌常存在于土壤及水中,也可存在于正常人的皮肤、上呼吸道及正常结膜囊内,还可依附于异物上,以及被污染的眼药水内,特别是荧光素液或消毒不彻底的器械上,也可存在于化妆品中,甚至可在保存的蒸馏水中繁殖。据统计在夏末秋初发病率最高,可能与绿脓杆菌最适宜的繁殖温度 30~37℃有关。绿脓杆菌虽然毒性很强,但侵入力弱,只有在角膜受到损伤(如手术、各种角膜外伤、角膜异物伤)或角膜抵抗力降低(如营养不良、角膜暴露、麻痹等)时才容易造成感染发病。

2. 临床表现起病突然,发展迅速,潜伏期短,感染即可发病

角膜刺激症状剧烈,分泌物多,视力下降。球结膜高度水肿,明显充血。角膜基质可迅速遭到破坏和穿孔。感染早期,在角膜中央有小面积灰黄色的浸润、隆起,周围及深部基质有弥漫性水肿,继而很快形成圆、半环形或环形的半透明油质状的灰白色坏死区;坏死组织富有黏性,可迅速脱落形成溃疡。溃疡周围有环形浸润包绕,从而割断了病变区与角膜缘血管网的联系;加上嗜中性白细胞的侵入和由于绿脓杆菌在角膜内产生的胶原酶对胶原纤维的破坏,可使角膜基质进一步加速坏死。新的研究资料提出,绿脓杆菌破坏角膜的蛋白酶是蛋白糖苷溶解酶。蛋白糖苷是维持角膜胶原纤维正常排列的黏合固定成分。它的降解可使胶原纤维离散,从而使角膜液化,可在 1~2 天内造成整个角膜坏死和穿孔。最终因眼内炎甚至全眼球炎而失明。由于绿脓杆菌能分泌荧光素及绿脓色素,所以附着在溃疡面上的大量黏性分泌物呈淡绿色,成为本病的特征之一。另外,早期即可发现严重的虹膜睫状体炎,继而出现带黄色的前房积脓。

3. 绿脓杆菌感染

治疗一旦怀疑为绿脓杆菌感染,不必等待细菌培养结果,应分秒必争按本病治疗,开始治疗越早,角膜组织破坏越少,视力恢复的希望就越大。在治疗上,除总论中所述及者外,还应根据本病特点,进行下述处理。

(1)严格实行床边隔离,以免交叉感染。对患者使用的药物和敷料,必须与其他患者分开,医务人员在每次治疗前后,也必须彻底洗手或戴手套。

（2）散瞳用1%～3%可托品液点眼或结膜下注射散瞳合剂使瞳孔充分散大。

（3）可用0.25%醋酸液冲洗结膜囊,每日2～3次。

二、蚕蚀性角膜溃疡

又称Mooren溃疡,为一种自角膜缘开始的、渐进性、疼痛性、浅层角膜溃疡。病程经过缓慢,可逐渐侵蚀整个角膜表面。单眼患者约50%～70%;多见于成年人及年老体弱者。

（一）病因

真正的发病原因目前尚不清楚。曾经认为系角膜缘血管硬化,导致边缘角膜缺血坏死;也有认为与代谢障碍有关;还有推测为退行性疾病或病毒感染,但均根据不足。近年来研究认为与自身免疫反应有关。病理检查,在病变区肥厚结膜内及相邻的巩膜上发现大量淋巴细胞及浆细胞浸润;在结膜上皮细胞间隙和胞质内查到了IgG、IgM、补体C和循环抗体。

（二）临床表现

病人有剧烈眼疼、畏光、流泪。发病早期,首先在角膜缘出现黄白色圆形点状混浊,以后连成一条,表面稍隆起,其外侧尚有一条透明角膜带与角膜缘相隔开。表面溃破后,即形成向中央扩展的环形边缘性溃疡。溃疡呈典型的犁沟状或蚕蚀型,其进行边缘浸润、隆起,溃疡深及前部基质约二分之一厚度,有时也可穿凿到后弹力层。溃疡抽角膜中央及两端扩展的同时,底部则为上皮修复及新生血管所遮盖。角膜穿孔虽不多见,但病程缓慢地顽固发展,其特征是周边角膜环周溶解,仅留下中心区角膜最终侵蚀整个角膜。大约20%～40%双眼发病。有的可出现继发性青光眼。如有继发感染,则常伴有前房积脓,以致穿孔。

（三）治疗

对本病治疗结果尚不满意。局部可试用胶原酶抑制剂、皮质类固醇及抗生素眼药水点眼。也有主张彻底切除病变区角膜缘肥厚的结膜组织、浸润的巩膜表层组织和溃疡进行缘的病变组织,包括相邻的部分正常角膜组织;或病变切除后加冷冻、烧灼及电凝等疗法;或病变切除后行结膜瓣遮盖术、治疗性板层角膜移植术。术后虽可成功,但仍存在蚕蚀病变复发的问题。

三、真菌性角膜炎

真菌性角膜炎或角膜真菌病,临床上较难诊断,容易误诊,常因治疗不当而造成失

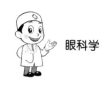

明。真菌性角膜炎并非少见。用抗生素治疗无效的所谓"匍行性角膜溃疡"病例中，有很大一部分可能就是真菌感染引起。在发病上，南方多于北方；1年中，夏秋农忙季节发病率高。在年龄与职业上，多见于青壮年、老年及农民。

（一）病因与发病机理

一般情况下，真菌不会侵犯正常角膜，但当眼外伤、手术或长期局部使用抗生素、皮质类固醇以及机体抵抗力下降或角膜炎症后及干眼症等，可使非致病的真菌变为致病菌，引起角膜继发性真菌感染；或当角膜被真菌污染的农作物如谷物、枯草、树枝等擦伤及角膜异物挑除后引起真菌感染。常见的致病菌以曲霉菌多见，其次是镰刀菌、白色念珠菌、头芽孢菌及链丝菌等。

（二）临床表现

（1）起病缓慢、病程长，常在伤后数天内出现角膜溃疡，病程可持续达2～3个月。刺激症状较轻。

（2）角膜溃疡因致病菌种不同，其形态不一致。早期溃疡为浅在性，表层有点状结节样浸润，呈灰白色或乳白色混浊；形状不规则，表面粗糙不平，有干性感，与健康角膜界限清楚。坏死组织无黏性，易取掉。深在型溃疡，除自觉症状较重外，表现形似"匍行性角膜溃疡"，溃疡面平而粗糙，呈"舌苔"或"牙膏"状，高起于角膜表面。基质有菌丝繁殖，浸润较为致密。因菌丝伸入溃疡四周而形成伪足，或在溃疡外围呈现出所谓"卫星"病灶。有时在溃疡边界处可出现浅沟。在溃疡向深部发展时，坏死组织脱落，角膜穿孔，或出现"露水"现象，可推测前房已消失。有时在坏死的角膜中，夹杂有虹膜组织，表示溃疡已穿孔。

（3）前房积脓，特别是在早期，常为本病的特征之一。早期积脓呈白色，发展至严重阶段时，则呈淡黄色，质地黏稠不易移动，很难分清溃疡、脓肿或积脓，脓液内常含真菌。角膜后沉降物常为棕灰色粉末状、颗粒状或淡黄色糨糊状。

（三）诊断

诊断比较困难，必须与细菌性角膜溃疡进行鉴别。有农业性眼外伤史，典型的临床表现，是诊断的主要依据。再者，疑为真菌感染时，应作角膜病变处刮片。将取下的坏死组织放于玻片上，滴5%氢氧化钾一滴，覆盖玻片，立即镜检，寻找真菌菌丝。有条件时应进行真菌培养。

四、单纯疱疹病毒性角膜炎

是病毒性角膜炎中最多见的一种，近年还有增多趋势。常发生于感冒、急性扁桃腺炎、上呼吸道感染、疟疾等热性病后。任何年龄均可发生。原发感染多发生于6个月到2岁婴幼儿或年轻人。约70%～90%成年人血清中可查到抗体。一般为单眼发病，少数可双眼同时或先后发病。

（一）病因

本病是由单纯疱疹病毒Ⅰ型和Ⅱ型感染引起。原发感染能发展为潜伏感染，感染后病毒可在宿主神经节内，特别是三叉神经节内终生潜伏；近来研究认为也可在感染过的角膜基质内潜伏。

（二）临床表现

（1）树枝状角膜炎发病急，常有畏光、流泪、眼疼、异物感等症状。初起时，角膜表面出现点状浸润，上皮层内出现细小颗粒状小泡，呈点状、线状或星状排列，称树枝状疱疹。小泡破裂后，上皮脱落形成浅在裂隙状凹陷，继而病变连接、融合成沟状，形成树枝状形态，在树枝的末端可见结节状小泡，病变区附近上皮水肿、松解，易自前弹力层剥脱。2%荧光素染色，呈明显树枝状淡绿色着色，故称树枝状角膜炎。在病变区角膜知觉减退或完全丧失；周围角膜敏感性正常或相对增强。病程可持续1至数周后修复，遗留薄翳。

（2）地图状角膜炎树枝状角膜炎病变向四周及基质深层扩展所致。溃疡面积扩大。边缘不整齐，呈灰白色地图状或阿米巴形。由于细胞浸润和水肿，角膜基质明显增厚，后弹力层及内皮层表现肿胀和皱襞。常合并虹膜睫状体炎，刺激症状明显，病程可长达数月之久，易复发。应与神经麻痹性等角膜炎相鉴别。

（3）盘状角膜炎或称盘状角膜水肿，是角膜基质受侵犯的常见类型。角膜表面粗糙，呈颗粒状水肿或上皮完整。而基质层则由于浸润、水肿而增厚，呈毛玻璃样灰色混浊。病变区多位于角膜中央，呈盘状，境界清楚。有时可表现为基质的弥漫性浸润。后弹力层出现皱襞，内皮有水肿；有较多灰色带色素斑点状角膜后沉降物（K、P）。角膜知觉消失。视力明显减退。刺激症状轻微或无症状。病程可长达1至数月。轻者水肿吸收，愈后遗留斑翳。重者伴有基质坏死病变，有浅层及深层血管伸入。常并发虹膜睫状体炎，可出现前房积脓。亦可继发青光眼。愈合遗留永久性角膜瘢痕。经常复发。其发病机理可能是对病毒可溶性抗原引起的高度敏感性细胞免疫反应；在角膜中病毒和宿主防御之间相互作用的真正机理尚不清楚。在临床上，应与其他原因如牛痘、流行性腮腺炎等引起的盘状角膜炎相鉴别。

（三）治疗

总原则是清除局部病变组织，抑制病毒增殖，防止混合感染，尽量防止或减轻角膜

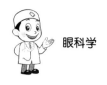

基质损伤。

（1）抗单孢病毒药物的应用及辅助用药：0.1%疱疹净又叫碘苷点眼，如无效可改用0.05%～2%阿糖胞苷点眼，此药虽有很强的抑制病毒作用，但频繁滴眼时毒性很大，可引起广泛的角膜上皮损伤。三氟胸腺嘧啶核苷和阿糖腺苷对上皮损伤有较好疗效，对深层病变效果不佳。0.05%安西他滨，1%阿昔洛韦毒性小，穿透力强，对基质损伤如盘状角膜炎效果较好。为防止混合感染，在用上述抗病毒药物的同时，还必须配合应用抗生素眼药水点眼。最近研制的抗 HSV 糖蛋白 gC 和 gD 单克隆抗体滴眼剂正应用于临床。为减轻和延缓病毒耐药性的产生，目前多采用联合用药。如抗病毒药物的联合、抗病毒药与免疫增强剂 α－干扰素或转移因子等的联合应用。

辅助疗法：丙种球蛋白0.3～0.5毫升结膜下注射，每日或隔日1次；自家血点眼或结膜下注射；Ⅰ型单孢病毒灭活疫苗耳前淋巴结注射等。

（2）关于皮质类固醇的应用。皮质类固醇可激活病毒和抑制干扰素的产生，以及激活胶原酶，对浅层、溃疡性（如树枝状、地图状角膜溃疡）角膜炎禁用。对盘状角膜炎或病毒侵入角膜基质，出现不能控制的变态反应，并发虹膜睫状体炎，荧光素不着色时，在继续应用抗病毒药物前提下，适当应用皮质类固醇，有减轻炎症反应的作用。剂量必须最小，时间必须最短。

（3）散瞳。用1%～3%阿托品点眼。

（4）消除病变组织与手术。在0.5%的卡因表麻下，用湿棉签、异物针或虹膜恢复器清除局部浅层的病变组织，用生理盐水冲洗后，点抗病毒药及抗生素眼药水后，包扎24小时，有可能缩短病程。对地图状角膜溃疡，面积较大者可行结膜瓣遮盖术；对反复发作，药物治疗无效有穿孔危险者，可考虑治疗性角膜移植术。

五、基质性角膜炎

是位于角膜基质层内的炎症，属非溃疡性的深层角膜炎。

1. 病因

大多数为先天性梅毒，其次为结核、风湿等感染引起，病原微生物可通过上皮或角膜缘血管直接侵犯角膜；但更多的是抗原－抗体反应结果。

2. 临床表现

（1）梅毒性。先天性梅毒引起者，发病年龄多为5～20岁的青少年。两眼同时或先后发病，并伴有耳聋、上门牙下缘缺损、鞍鼻等特征，后二者和角膜改变构成 Hutchinson 三联征；血清康华氏反应阳性。后天梅毒引起者少见。眼部病变一开始，即有明显的刺激症状。从角膜周边部开始发生浸润,逐渐向中央区扩展,最后在角膜中心区会合。角膜基质因浸润、水肿、呈灰白色雾状混浊,失去原有的光泽。睫状充血或混合充血明显。随着角膜病变的发展,可见新生的深层血管呈毛刷状从角膜缘四周侵入角膜基质,逐渐伸向角膜中央,使角膜变成暗红色磨砂玻璃样混浊。一般两周后浸润可扩展到全部角膜,约1个月炎症达高峰;同时布满新生血管。此病总是伴有虹膜睫状体炎。恢复期,睫状充血减轻,炎症渐消退。角膜混浊的吸收,也从周边部开始;炎症消退后角膜光泽恢复正常。最终,在角膜中央区遗留下不同程度的瘢痕,影响视力;如瘢痕致密或变成扁平角膜时,可严重影响视力。角膜新生血管逐渐变细萎缩。多年后,在角膜深层留下极细的灰白色丝状影子血管,成为本病永存的特殊标志。有的病例因并发虹睫状体炎,可导致继发性青光眼。

(2)结核性多单眼发病。在角膜基质中、后层发生浸润。初期靠近角膜缘,后渐向角膜中央发展。浸润性混浊多呈结节状或团块状。其数目不定,多局限于一定区域,不像梅毒性的全面蔓延。在炎症浸润的同时,出现新生血管,其分布也呈区域性,由少增多,并在结节状混浊的周围呈丝球状盘绕。病程经过缓慢,可成年累月反复加重,最后大部角膜受累。愈后留下较厚的、浓淡不一的瘢痕,视力可严重受到影响。

3. 治疗

针对不同病因,进行驱梅、抗结核、抗风湿等疗法。局部可使用皮质类固醇点眼或结膜下注射。再者是散瞳、热敷等。对遗留的角膜瘢痕,视力不及0.1者,可考虑行光学性角膜移植术。

第三节　角膜软化症

角膜软化症又称维生素 A 缺乏性眼病,是维生素 A 严重缺乏的眼部表现。结膜和角膜上皮出现干燥性变性,进一步引起角膜基质崩溃和坏死。多双眼受累,但程度不一;常见于虚弱多病、营养不良的婴儿。目前此病已少见。

一、病因

平时多见于婴幼儿时期,人工喂养不当或食物中维生素 A 含量过少,或由于长期腹泻而造成摄入量不足;也可发生在急性热性传染病后,特别是麻疹、肺炎等热病时,维生素 A 消耗量增多,加之食欲不振、忌口等,摄取量减少时。战时,在激烈的战斗

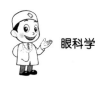

中,如出现含维生素食物供应困难,也有发生本病的可能。

二、临床表现

1. 全身症状

表现为严重营养不良,身体虚弱消瘦,声音嘶哑、皮肤干燥,毛发干而脆、呼吸道、消化道等黏膜上皮变性,结果可出现支气管炎、肺炎及腹泻等。

2. 眼部表现

除双眼畏光不愿睁眼以外,眼部病变经过可分为四个阶段。

(1)夜盲期。夜盲是维生素 A 缺乏的早期症状。此期外眼正常,仅自觉在光线暗或黑夜之中行动困难,是暗适应功能下降的结果。婴幼儿年龄太小,很难自述被发觉。而成年人夜盲,则应与其他原因所致夜盲如视网膜色素变性等相鉴别。

(2)干燥前期。球结膜表面失去光泽,角膜表面也变得暗淡无光。继而球结膜失去原有的弹性,当眼球转动时围绕角膜缘的球结膜呈同心环形皱襞。角膜感觉减退。

(3)干燥期。此期球结膜呈显著的干燥状态,在睑裂区角膜两侧的球结膜上,出现肥皂泡沫状的银白色三角形斑,叫结膜干燥斑或毕托(Bitot)斑;此斑不为泪液湿润,且冲洗不掉,但易被擦去,稍等片刻后又再度出现。角膜完全失去光泽,并呈灰白色雾状混浊。角膜感觉几乎完全消失、怕光。此期如不及时治疗,病情将急剧恶化而进入角膜软化期。

(4)角膜软化期是病变发展的最严重阶段。球结膜增厚而且粗糙,如同皮肤。角膜感觉消失;基质呈弥漫性灰白色混浊。继之角膜上皮脱落,基质坏死,形成溃疡,前房积脓。角膜可迅速穿孔,虹膜脱出。轻者愈合形成粘连性角膜白斑;重者可演变成眼球萎缩或角膜葡萄肿而失明。

三、治疗

(1)全身治疗。轻者口服浓缩鱼肝油或鱼肝油丸。同时给予含维生素 A 丰富的食物,如猪肝、羊肝、蛋、奶类、胡萝卜、红辣椒、南瓜、番茄、菠菜等。重者或有消化系统疾病,口服不能吸收时,可肌注维生素 A、D0.5 ~ 1.0 毫升(每 0.5 毫升含维生素A2500 单位,D2500 单位)每日或隔日 1 次。

(2)眼局部治疗。在干燥期以前,应用鱼肝油点眼可湿润干燥的结、角膜。抗生素及磺胺类眼药水及眼膏点眼,以防止角膜继发感染。在角膜软化期,应按角膜溃疡及并发虹膜睫状体炎的治疗原则进行处理。

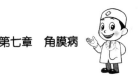

四、预防

本病完全可以预防。对婴幼儿应提倡人乳喂养,对发高烧、腹泻的患儿,应注意维生素 A 食品的补充。在部队,军医应关心战士的食谱和维生素的供应情况。特别是高原、边防和特殊地区执行任务的部队。

第四节　角膜变性

角膜变性,一般是指角膜营养不良性退行性变引起的角膜混浊。病情进展缓慢,病变形态各异。常为双侧性,多不伴有充血、疼痛等炎症刺激症状。仅部分患者可发生在炎症之后。病理组织切片检查,无炎性细胞浸润,仅在角膜组织内,出现各种类型的退行性变性。如脂肪变性、钙质沉着、玻璃样变性等。确切的原因不明,有的表现为家族遗传性。

一、老年环

老年环是最常见的一种双侧性角膜周边变性。其表现是在角膜周边前弹力层及基质层内,呈灰白色环状混浊,宽约 1.5～2.0mm,与角膜缘之间相隔着一透明带。常发生于 50 岁以上的正常人。有时也可发生在青壮年时期,称青年环。病理学上表现为角膜基质层内有浓密的类脂质点状沉积。年轻患者往往伴有血液中胆固醇增高现象。此病不影响视力,无自觉症状。

二、角膜边缘变性

角膜边缘变性又称 Terrien 病,病因不明,比较少见,通常为双侧性,常见于中年或老年人。初期,在角膜上方边缘处,先出现点状混浊,后渐形成半月形沟状凹陷,基质变薄,表面有新生血管和完整的上皮层覆盖。近中央侧边缘锐利,呈白线状。由于沟部组织变薄,在眼内压影响下,可逐渐发生膨隆,常因角膜高度散光而影响视力。当不能承受眼内压力或受到轻微外伤时,可发生穿孔或角膜破裂,并伴有虹膜脱出。病理学上表现为角膜胶原纤维变性和脂肪浸润。

治疗首先告诉病人不能用力揉眼,更要预防意外碰伤。重者可行板层角膜移植术,修补和加固角膜变性区。

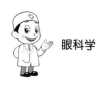

三、角膜带状变性

角膜带状变性是发生于睑裂部位的角膜暴露区,表现在角膜上皮层下前弹力层处呈灰色带状混浊。混浊首先发生在 3 点和 9 点处角膜缘,与角膜缘周边相隔一狭窄透明区。然后混浊由两侧向中央扩展,最终连接,形成中部狭窄、两端较宽、横贯睑裂的带状混浊区。病变部位常伴有钙质沉着的白色钙化斑。最后病变可侵犯到角膜基质层和出现新生血管。晚期可出现刺激症状。本病常为绝对期青光眼、葡萄膜炎和角膜炎后的并发症,也可发生在已萎缩的眼球上。亦可见伴有高血钙症的全身病(如维生素 D 中毒、副甲状腺功能亢进等);与遗传有关的原发性带状角膜病变较为少见。

治疗。早期可在刮除角膜上皮后,试点用 0.2% ~ 0.5% 依地酸钙钠眼药水。晚期如有视功能存在或为了美容目的,混浊限于基质浅层者,可行板层角膜移植术。

四、家族性角膜营养不良

是一组侵犯角膜基质的遗传性角膜病变或角膜变性。

(1)颗粒状营养不良是 Groenouw I 型,常染色体显性遗传,双眼对称。表现在角膜中央区浅层基质内,呈现白色点状混浊,形态各异的变性改变;混浊病变间的角膜基质透明。本病多开始于 20 岁以前,青春期明显加重,呈进行性,偶尔病变可侵犯到基质深层。

(2)斑状营养不良是 Groenouw II 型,常染色体隐性遗传,双眼发病。表现在全厚基质层内,出现各种各样的混浊斑点。混浊区角膜轻度隆起,斑点间基质呈现轻微的弥漫性混浊,病变可扩展到角膜周边,混浊点可逐年增多。有间歇性刺激症状。晚期角膜上皮和前弹力层可受侵犯。青春期发病,进行缓慢,但中年后视力可明显减退。

(3)格子状变性又称 Haab – climmer – Biber 病。常染色体显性遗传。双眼受累。病变限于角膜基质浅层;除斑点状混浊外,还存在微丝状混浊线,错综交叉成格子状或蜘蛛网状。多在幼年发病、病程缓慢。病变可侵犯上皮层,破溃后形成慢性溃疡,晚期可伴有新生血管。多在中年后视力显著减退。

治疗无特殊药物治疗办法,可根据病变和视力损害程度,选择板层或穿透角膜移植手术,以增进视力。

五、Fuchs 内皮营养不良

又称角膜滴状变性(corneaguttata)。有家族倾向,为常染色体显性遗传病。常见于 50 岁以上妇女,多侵犯双眼。病程进展缓慢,可长达 10 ~ 20 年。主要由于内皮功

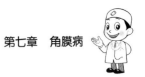

能自发性代偿失调,或角膜外伤、不适当的角膜放射状切开,白内障、青光眼等内眼手术后所造成的角膜内皮损伤、功能失调所致。开始表现为角膜滴状变性,最后导致角膜基质层及上皮层水肿、混浊。上皮下出现水泡,形成所谓大泡性角膜病变。当水泡破裂后,出现眼疼、怕光、流泪、异物感等症状,视力明显减退或丧失。组织学检查,可发现后弹力层变肥厚,内皮细胞变薄,并伴有色素沉着。

治疗早期可点用高渗剂眼药水,能缓解症状,改善视力。晚期需行角膜移植术。